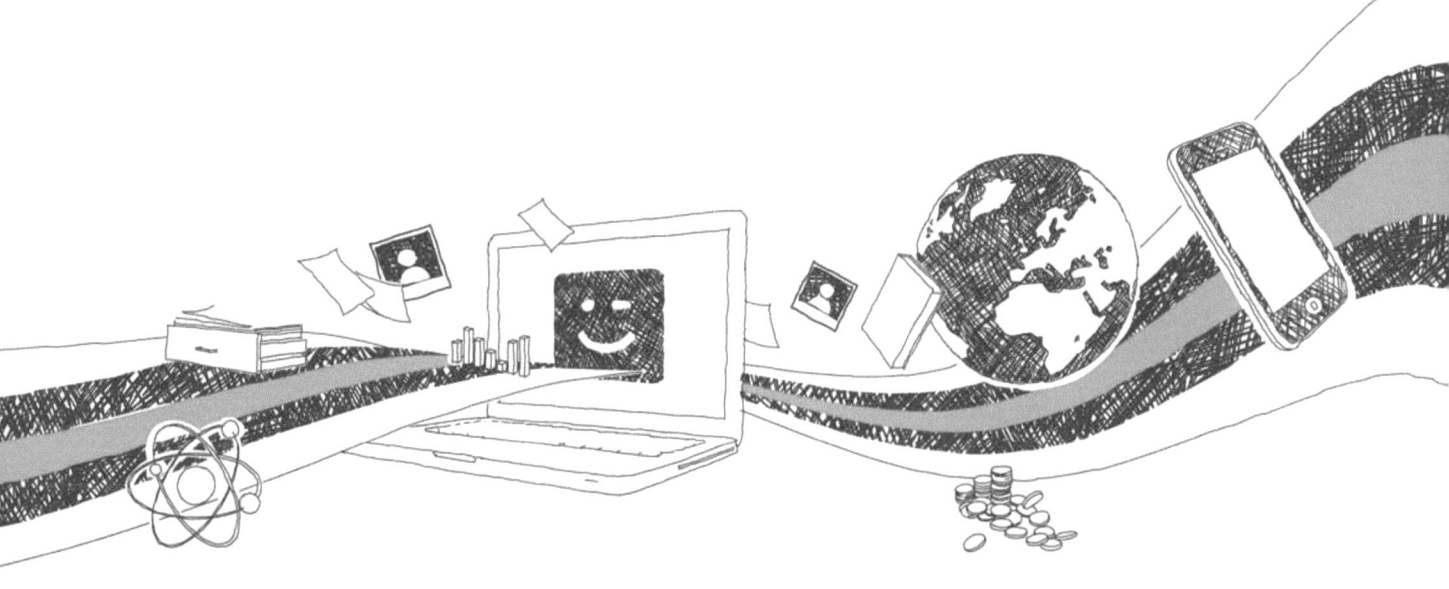
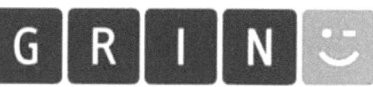

Bibliografische Information der Deutschen Nationalbibliothek:

Die Deutsche Bibliothek verzeichnet diese Publikation in der Deutschen National-bibliografie; detaillierte bibliografische Daten sind im Internet über http://dnb.d-nb.de/ abrufbar.

Impressum:

Copyright © 2004 GRIN Verlag, Open Publishing GmbH
Druck und Bindung: Books on Demand GmbH, Norderstedt Germany
ISBN: 9783668283275

Dieses Buch bei GRIN:

http://www.grin.com/de/e-book/113020/das-essen-und-trinken-in-der-pflegerischen-taetigkeit-unterrichtsentwurf

Michael Hetzel

Das Essen und Trinken in der pflegerischen Tätigkeit. Unterrichtsentwurf mit Schwerpunkt auf die Arbeit im Alten- und Pflegeheim

GRIN Verlag

GRIN - Your knowledge has value

Der GRIN Verlag publiziert seit 1998 wissenschaftliche Arbeiten von Studenten, Hochschullehrern und anderen Akademikern als eBook und gedrucktes Buch. Die Verlagswebsite www.grin.com ist die ideale Plattform zur Veröffentlichung von Hausarbeiten, Abschlussarbeiten, wissenschaftlichen Aufsätzen, Dissertationen und Fachbüchern.

Besuchen Sie uns im Internet:

http://www.grin.com/

http://www.facebook.com/grincom

http://www.twitter.com/grin_com

Unterrichtsentwurf

Unterrichtsplanung zum Thema: Das Essen und Trinken in Rahmen der pflegerischen Tätigkeit, mit Schwerpunkt auf die Arbeit im Alten- und Pflegeheim

Erstellt von: Michael Hetzel Studiengang Pflegepädagogik, 7. Semester

An der evangelischen Fachhochschule Ludwigshafen

Inhaltsverzeichnis

1. Institutionelle Rahmenbedingungen

Der Unterricht findet am XXX in Y an der dortigen Altenpflegeschule statt. Das XXX ist eine gemeinnützige Einrichtung mit verschiedensten Aus- und Weiterbildungseinrichtungen in ganz Deutschland. Das Leitbild ist gewerkschaftlich geprägt. Das XXX berät, qualifiziert, bildet aus, betreut, beschäftigt und vermittelt. Somit und durch innovative Bildungskonzepte trägt das Unternehmen zum Erhalt und Ausbau der individuellen Qualifikationen der Kunden und unter anderem Arbeitsplatzsicherung, Humanisierung der Arbeitswelt und Resozialisierung bei. Damit unterstützt das XXX die aktive Arbeitsmarktpolitik. Laut Leitbild stehen die Kunden im Vordergrund, so entsteht eine freundliche Lern- und Arbeitsatmosphäre. Die Mitarbeiter gelten als Leistungsträger und Repräsentanten des Unternehmens. Das XXX fördert, erwartet aber auch Engagement, Flexibilität, Kritikfähigkeit, Lernen aus Erfahrung sowie Qualitätsbewusstsein. Der respektvolle und der menschliche Umgang untereinander wird groß geschrieben. Durch Fort- und Weiterbildung der Mitarbeiter fördert das XXX die Stärkung der Fach-, Methoden- und Sozialkompetenz. Die Kommunikationsstruktur ist offen, transparent und wertschätzend. Der Informationsaustausch sowie die unternehmensweite Zusammenarbeit werden gefördert (XXX, o.J.)

An dieser Schule wird auch eine Ausbildung zum Heilerzieher und Arbeitspädagogen angeboten. Zu den Ausbildungen zum Heilerzieher und Arbeitspädagogen, kann ich wenig sagen, da diese als getrennt zu erachten sind. Es gibt eigene Klassenräume und die für diese Ausbildung benötigten Lehrer. Auch bei Ausfall einer Lehrperson in den anderen Fachrichtungen, wird kein „artfremdes" Lehrpersonal als Vertretung herangezogen.

In der Altenpflege stehen pro Kurs 25 Ausbildungsplätze zu Verfügung. Zurzeit befinden sich fünf Kurse in der Ausbildung zur Altenpflege.

1.1 Organisatorische Voraussetzung

Die theoretische Ausbildung erfolgt in Blockunterrichten, die von der Dauer kürzestens zwei Wochen und längstens sechs Wochen lang sind. Ausnahme ist der Einführungsblock, der acht Wochen beträgt. Einzelne oder wöchentliche Schultage finden in der Regel nicht statt. Jede Klasse hat einen Klassenlehrer, der außer für die Stundenplangestaltung für die ganze Planung und Organisation während der dreijährigen Ausbildung des Kurses zuständig ist.

Die Klasse ist der erste Kurs, der nach der neuen Altenpflegeausbildungsverordnung des Bundes ausgebildet wird. D.h. unter anderem das der Unterricht nach Lernfeldern eingeteilt ist.

Das Thema Essen und Trinken ist im Lernfeld 1.3, Personen- und situationsbezogene Pflege alter Menschen, verankert. Dort wiederum wird dieses Fach als Unterstützung bei der Ernährung aufgeführt. Die Unterpunkte/ Unterrichtsinhalte beziehen sich auf den Ernährungszustand, die orale Nahrungs- und Flüssigkeitsaufnahme und Hilfe bei der Nahrungsaufnahme.

Das Lernfeld 1.3 ist im ersten Schuljahr mit 50 Stunden veranschlagt. Von denen ich für meinen Unterricht mit Absprache meiner Mentorin und des Schulleiters fünf Doppelstunden zur Verfügung erhielt. Da der Unterricht Lernfeldbezogen sein soll, wurden zwei aufeinander folgende Tage als Projekttage ausgewiesen, die ich in einen Theorie- und einen Praxisteil unterteilte und in diesen Teilen Gruppenarbeiten und einem Rollenspiel in meine Planung mit einbezogen wurden.

Der Unterricht soll am 27. und 28 Mai 2004 stattfinden. Am 27. Mai werden mir zwei Doppelstunden und am 28. Mai drei Doppelstunden zur Verfügung gestellt.

Ein Curriculum ist derzeit nicht vorhanden.

Als Lehrmaterial wird u.a. das Buch *Altenpflege in Ausbildung und Praxis* verwendet, dieses zur Nachbereitung benutzt werden kann.

1.2   Räumlichkeiten

Die Schule befindet sich in Y auf einem alten Gutshof, der für Schulungszwecke in den 80er Jahren umgebaut worden ist. Da dieser Hof abseits auf einem Berg und am Waldrand gelegen ist, sind keinerlei akustischen Störrungen, wie z.B. durch Auto- oder Zugverkehr vorhanden.

Für die Altenpflege stehen drei Klassenräume, ein Demoraum und ein großer gemeinschaftlicher Schulsaal, zur Verfügung. Zwei der drei Klassenräume befinden sich im ersten Stock im linken Seitenflügel, der dritte im zweiten Stock etwas abseits. Der Demoraum befindet sich im Dachgeschoss. Die Klassenräume der anderen Schulen befinden sich alle im zweiten Stock. Die Büroräume für den Schulleiter und den hauptamtlich Lehrenden, das Sekretariat und der Lehreraufenthaltsraum befindet sich in dem linken Seitenflügel des zweiten Stocks.

Der Klassenraum, in dem ich unterrichten werde, befindet sich im ersten Stock links (Hörsaal 2). Der Raum ist mit zwei Türen, und einer Fensterfront ausgestattet. Da der Raum außer den Fenstern und Türen keine Lüftungsmöglichkeiten hat, ist die Luft in diesem Raum ziemlich schnell „verbraucht". Im Gang sind drei Hängetische an der Wand angebracht, die sehr gut von den Schülern für Gruppenarbeiten genutzt werden können. Der Klassenraum ist ca. 7,20 x 8,20 m groß. Die Sitzordnung ist die U- Form, die klassische Hufeisenform. Die Tische sind Trapezförmig, diese Tischform schränkt die Umstellung der Tische auf eine bessere Sitzordnung enorm ein. Das Lehrerpult steht in der Mitte vorne. Im hinteren Teil des Klassenraumes, an der Wand, steht eine große Schrankwand, die die Schüler für ihre persönlichen Gegenstände (Tassen, Kaffee, Milch, etc.) nutzen.

In dem Raum ist auf der linken Seiten der Wand in einer Höhe von ca. 1,70 m eine Metall-leiste angebracht, an der man mit Hilfe von Magneten Plakate, Collagen oder ähnliches auf-hängen kann. Die Tafel ist zwei – flügelig, die Flügel sind seitlich ausklappbar. Ein Tages-lichtprojektor steht in jedem Klassenraum zur Verfügung. Leider ist die Leinwand, die mit einer Schnur herunterziehbar ist, direkt vor der Tafel platziert, sodass beide Medien nur schlecht oder gar nicht parallel nutzbar sind. Alternative Projektionsflächen, sind durch die Sitzordnung und die große Schrankwand, nicht möglich.

Der Raum, besser gesagt die Fenster, befinden sich zum Pausenhof hin, da die Pausen im 45 Minuten Rhythmus sind, diese aber individuell handhabbar sind, könnte es dadurch zu einer erhöhten Geräuschkulisse im Pausenhof kommen und dadurch zu Ablenkungen füh-ren, dies aber Erfahrungsgemäß selten der Fall ist.

1.3   Medienausstattung

Wie oben schon erwähnt, stehen in jedem Lehrsaal, ein Tageslichtprojektor und eine Tafel zur Verfügung. Die Tafeln haben vier Flügel und sind in der Höhe verschiebbar. Weiterhin stehen zwei Fernseher mit je einem Videogerät zur Verfügung. Eine Videokamera, die zur Aufzeichnung von z.B. Rollenspielen, etc. genutzt werden kann ist ebenfalls vorhanden. Lei-der sind keine Beamer, oder ähnliches vorhanden.

2   Bedingungsanalyse

2.1   Ausgangsbedingungen der Klasse

Die Auszubildenden haben am 01. 04. 2004 die Ausbildung zur Altenpflege begonnen, und befinden sich momentan im ersten Ausbildungsblock. Die Dauer dieses Blockes ist auf acht Wochen festgesetzt.

Die Größe der Klasse ist recht überschaubar, mit 17 weiblichen und drei männlichen Schülern beträgt die Teilnehmerzahl 20 Personen. Die zwei jüngsten Auszubildenden sind 18 Jahre alt und die älteste Auszubildende ist 54 Jahre alt. Somit beträgt das Durchschnittsalter 34,7 Jahre. Zwischen dem 18. und 30. Lebensjahr sind es neun Auszubildende, ab dem 31. Lebensjahr sind es elf Auszubildende (siehe Abb. 1).

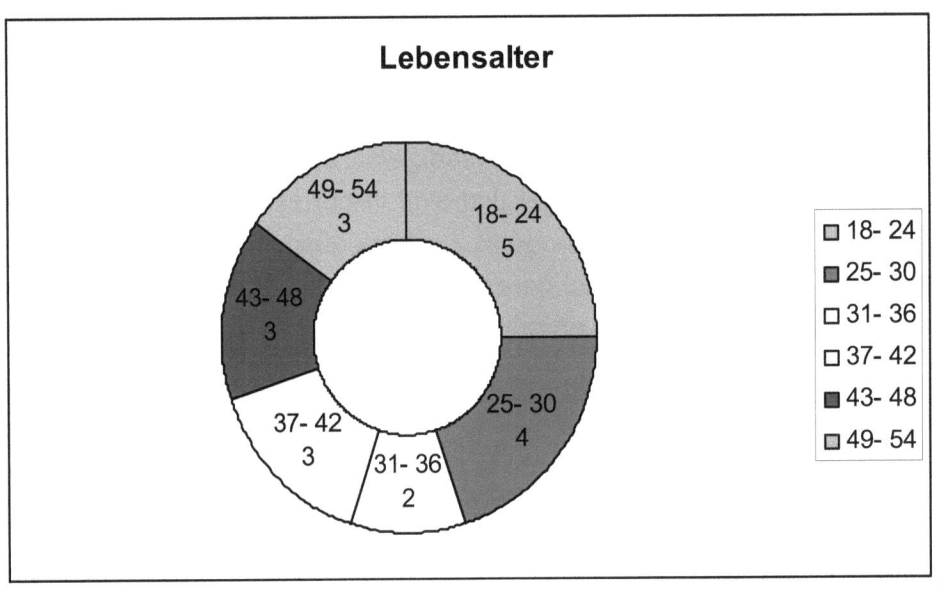

Abb. 1

Die schulischen Abschlüsse der Auszubildenden setzen sich aus acht Hauptschulabschlüssen, sieben mittlere Reifen, drei Abiturienten und zwei Fachhochschulreifen zusammen. Die acht Auszubildenden, die den Hauptschulabschluss gemacht haben, haben alle eine abgeschlossene Ausbildung vorzuweisen und sie haben alle eine kürzere oder längere Zeit in Pflegeberufen als Pflegehelfer oder als Altenpflegehelfer gearbeitet (siehe Abb. 2, 3).

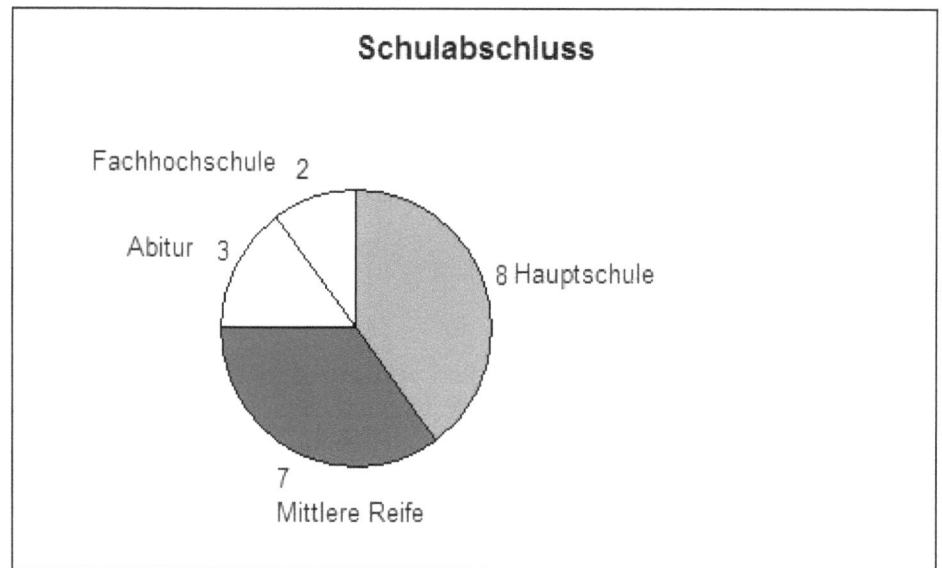

Schulabschluss

Fachhochschule 2
Abitur 3
8 Hauptschule
7
Mittlere Reife

Abb. 2

Hauptschulabschluss

Ausbildung	Erfahrung in der Pflege
Zahnarzthelferin	Vorpraktikum 6 Wochen
Zahnarzthelferin	Vorpraktikum 6 Wochen
Betonbauer	Pflegehelfer seit 05.2003
PTA	Pflegehelfer seit 2002
MTA	Pflegehelfer seit 12.2003
Technische Zeichnerin	Vorpraktikum 6 Wochen
Zeichnerin	Wiederholt erstes Ausbildungsjahr
Hausfrau	Pflegehelferin seit 2001

Abb. 3

Die Nationalität ist überwiegend deutsch, mit 19 Auszubildenden, wobei darunter eine Russlanddeutsche ist. Ein Klassenmitglied ist Engländerin, die schon seit 20 Jahren in Deutschland lebt. Die Russlanddeutsche ist seit einem Jahr in Deutschland und hat einen Sprachkurs erfolgreich belegt. Sie versteht die deutsche Sprache sehr gut, aber Schwierigkeiten in der Schrift und in der Sprache wurden bereits festgestellt. Bei Fremdwörtern und Fachausdrücken (insbesondere Latein) können Verständigungsprobleme auftreten. M. E. werden die Verständigungsprobleme bei Fremd- und Fachwörtern sich aber nicht nur auf diese Auszubildende beziehen, sondern wegen des hohen Durchschnittsalters, auf fast die ganze Klasse ausweiten.

Zum Ausbildungsbeginn haben neun Auszubildenden eine mehrjährige Tätigkeit im Pflegebereich, hauptsächlich in Altenheimen oder ambulanter Pflege, vorzuweisen. Zehn Auszubildenden haben ein mindesten zweiwöchiges oder auch längeres Praktikum in einem Heim, einer Sozialstation oder im Krankenhaus, das von der Altenpflegeschule verlangt wird absolviert. Eine Auszubildende wiederholt wegen der schlechten schulischen Leistung und vieler Krankheitstage das erste Ausbildungsjahr (siehe Abb. 4).

Erfahrung in der Pflege
Pflegehelfer
9
Vorpraktikum
10
Wiederholt erste Ausbildungsjahr
1

Abb. 4

Da ich für meinen Unterrichtskomplex insgesamt fünf Doppelstunden zur Verfügung habe, und der Unterricht in der letzten Woche des Blockunterrichts stattfand, lag es nahe an zwei aufeinander folgende Tage zu unterrichten. Zum Zeitpunkt des Unterrichtstages befindet sich die Klasse in der letzten Woche des Blockunterrichtes und ist dementsprechend froh in die Praxis entlassen zu werden um ihr theoretisch erlerntes Wissen zu erproben.

Trotz der Heterogenität der Klasse hat sich im Laufe des ersten Blockes eine positive Klassendynamik herauskristallisiert. Nach der Phase des Kennenlernens und sich einander Austauschens bildeten sich bereits nach den ersten Unterrichtswochen Lerngruppen, die keine Unterscheidungen zwischen „jung und alt" machten. Die Kommunikation im Unterricht war meist themenbezogen und auf eine überraschende Weise sehr effektiv, da die älteren Klassenkolleginnen bereits viel Erfahrung von der Pflege älterer Menschen „mitbrachten" und dies den jüngeren Kollegen auf eine natürliche Weise zu Vermitteln versuchten.

2.2 Ausgangsbedingungen des Lehrenden

2.2.1 Das Thema betreffend

Das Essen und Trinken ist eine existentielle Angelegenheit. Jeder Mensch muss sich im laufe seiner Lebenszeit Nahrung und Flüssigkeit zuführen. In meiner 12-jährigen Berufserfahrung in der Krankenpflege besonders in der Geronto- und der Allgemeinpsychiatrie habe ich viele Menschen mit diversen Krankheiten begleitet, die es nötig machten eine spezielle Kostform anzubieten, und/oder Hilfestellungen beim Essen zu geben. Nicht nur die Überwachung der Kostform oder der Hilfestellung beim Essen ist notwendig, sonder auch die Erfahrung zu machen, das auch in einem Krankenhaus das Essen zu einer Art der Sozialisation, des kommunikativen Aspektes und des allgemeinen Wohlbefindens ein wichtiger Aspekt der zwischenmenschlichen Beziehung zwischen Pflegekraft und Klient ist. Dabei kann Vertrauen aufgebaut werden, aber auch eine Art von Ritualisierung, die dem Klienten Sicherheit geben kann.

Da mir dieses Thema von der Altenpflegeschule vorgeschlagen wurde und ich es dankend annahm, werde ich anhand meiner praktischen Erfahrungen und der durchgeführten Sachanalyse nicht nur die „trockene Theorie" lehren, sondern werde ich auch versuchen den Unterricht mit vielen praktischen Beispielen etwas aufzulockern.

2.2.2 Kontakt zur Klasse

Ich konnte die Klasse von Beginn ihrer Ausbildung an bis zum Zeitpunkt des Unterrichtes durch Hospitation und eigenen Unterricht kennen lernen. Die zeitweise gemeinsamen Pausen wurden dazu genutzt um sich gegenseitig auszutauschen und näher kennen zu lernen. Ein Problem meinerseits stellte ich dennoch fest. Da ich als Student immer noch die Rolle als „Schüler" einnehme, fiel es mir zeitweise schwer die Rolle als Praktikant zu wahren. Von vielen Schülern wurde mir das Du angeboten, dass ich aber ablehnte um eine natürliche Distanz zu wahren. Im Gespräch mit meiner Mentorin, die oftmals in den Pausen dabeistand, wurde mir mitgeteilt, das ich meine Rolle als Praktikant vor der Klasse gut ausübe, und das soziale Kontakte nun mal entstehen, aber nach ihrem Erachten würde ich die natürliche Distanz wahren.

2.2.3 Unterrichtserfahrung

Da ich in meinem ersten Praxissemester zu den „Exoten" zählte, konnte ich dort leider noch keine praktische Erfahrung im Unterricht halten sammeln. Da ich in meiner Ausbildung zum Krankenpfleger Jugend und Auszubildendenvertreter war, habe ich Erfahrungen sammeln können wie es ist vor einer Klasse zu stehen und diesen etwas zu vermitteln. Weiterhin kann ich durch meine Erfahrungen auf einer Suchtstation viel mit Gruppendynamik, Mitarbeiterführung und Einarbeitung von Schülern profitieren.

3.   Sachanalyse

Das Essen und Trinken in Rahmen der pflegerischen Tätigkeit, mit Schwerpunkt auf die Arbeit im Alten- und Pflegeheim

Die Sachanalyse soll der Lehrkraft über eine intensive Auseinandersetzung mit dem Thema die erforderlichen Kenntnisse verschaffen. Darüber hinaus machte ich die Erfahrung, dass die Auseinandersetzung mit dem Thema nicht nur eine Wissenserweiterung darstellt, sondern ich konnte mein vorhandenes Wissen vertiefen und mir neue Aspekte zu dem Thema aneignen.

Die Kultur der Lebensmittel, die jeder gesunden Ernährung zugrunde liegt, befasst sich mit dem gebildeten Umgang mit Speise und Trank, der allein unsere Lebensmittel zu einem Mittel zum Leben macht. Die Gesunde Ernährung umfasst viele Lebenskreise, wie Arbeits- und Freizeitverhalten, Umgang mit Lebensmitteln und Genussmitteln, Eingebundensein in ein intaktes Sozialgefüge, d.h. es betrifft alle Bereiche der Humanökologie und darin Aspekte wie diese:

-    Allgemeine Versorgungslage. Krisenzeiten, Umweltereignisse verstärken einerseits das Sicherheitsbedürfnis (Hamstereinkäufe), andererseits sowohl berechtigte wie auch irrationale Ängste.

-    Gesellschaftlich- kultureller Stellenwert der Ernährung, wie ethnologische Besonderheiten, religiös- kultische Bestimmungen, Sozialstatus und Tischsitten.

-    Psychologische und soziale Faktoren. Geschmack ist zwar zunächst ein „Ja-Nein- Gefühl" des Einzelnen. Diese Orientierung ist heute aber weitgehend bestimmt durch Werbung und Modetrends. Große Konzerne der Lebensmittelindustrie beherrschen und verändern Appetitgefühle und Essgewohnheiten, indem sie am Bedürfnis nach Emotionalität anknüpfen. Ein anderer Trend liegt in der Funktionalisierung, wo das Essen zur „Funktionsnahrung" verkommt.

(L. Juchli, 1997, S. 245).

Das Verlangen nach Flüssigkeit und Nahrung ist für Mensch und Tier eines der existentiellen Bedürfnisse und eine regelmäßige wiederkehrende Aktivität im Ablauf des täglichen Lebens. Die Nahrungs- und Flüssigkeitsaufnahme stellt nicht nur einen Lebenswichtigen Vorgang, zum Stillen von Durst und Hunger, dar, sondern ist auch ein wichtiger gesellschaftlicher und kommunikativer Ablauf, der dem Wohlbefinden und der Zufriedenheit dient (J. Korevic, 2003, S. 185).

Definitionen:

Hunger: Ist ein physiologisches Verlangen nach Nahrung, der unter anderem durch das Absinken des Blutzuckerspiegels entsteht, und dem Körper zu verstehen gibt, dass er Nährstoffe benötigt.

Durst: Reguliert den Wasserhaushalt im Körper. Das Durstgefühl wir von der Flüssigkeitsausscheidung, sowie von der Temperatur und der Luftfeuchtigkeit beeinflusst.

Appetit: Basier eher auf dem Gefühl der Lust auf das Essen. Die Lust wird durch optische Reize, Gerüche, die Umgebung und den emotionalen Zustand bestimmt. Appetit kann aber auch unabhängig von Hunger entstehen.

Heißhunger: Ist ein ausgeprägtes Bedürfnis nach einem bestimmten Nahrungsmittel. Er tritt in besonderen Lebenslagen wie z.B., in der Schwangerschaft, nach einem Nahrungsverzicht und bei bestimmten Stoffwechselerkrankungen z.B. Diabetes mellitus, auf. Der unstillbare Heißhunger auf Süßes kann auch eine Ersatzbefriedigung für mangelnde Zuwendung und Anerkennung sein.

(L. Juchli 1997, S. 246)

Besonderheiten bei älteren Menschen

Essen hat für ältere Menschen einen hohen Stellenwert. Besonders für Senioren, die in stationären Einrichtungen leben, gehört mitunter das Essen zu den Höhepunkten des Tagesablaufs. Im Alter kommt es häufig zu Veränderungen des Ernährungszustandes, dies sich als Mangelernährung und Exsikkose zeigt. Bei Erkrankungen des Bewegungsapparates, kann der Einsatz von Hilfsmitteln sinnvoll sein. Bei manchen Senioren ist eine ausreichende Ernährung nicht gewährleistet, was unter Umständen eine enterale Ernährung nötig machen kann (A. Lauber, 2003, S. 192).

Eine ausgewogene Kost ist die Hauptvoraussetzung für gesundes Altern. Da der Grundbedarf und die körperlichen Aktivitäten abnehmen, braucht der Mensch im zunehmenden Alter weniger Energie. Der Eiweißbedarf bleibt unverändert. Die Energiemenge ist am besten zu senken, indem weniger Fett konsumiert und der Energiebedarf zu 55- 60% durch leicht verdauliche, nahrungsfaserreiche Kohlenhydrate gesichert wird. Der Mineralstoffbedarf bleibt im Alter unverändert (L. Juchli 1997, S. 600).

83% der älteren Menschen in Krankenhäusern oder Pflegeheimen zeigen Zeichen einer quantitativen oder qualitativen Mangelernährung. Pflegeheimbewohner die beim Essen und Trinken auf Hilfe angewiesen sind, haben ein elffach erhöhtes Risiko zu eksikkieren. Somit sind ältere, pflegebedürftige Menschen von Mangelernährung und Flüssigkeitsmangel bedroht. Die Aufgaben des Pflegepersonals ist es, dem alten Menschen die Bedeutung der Nahrungsaufnahme und der Flüssigkeitszufuhr zu erläutern, ihn zum Essen und Trinken zu motivieren und gegebenenfalls Hilfestellung anzubieten.

Dabei ist es besonders wichtig, dass man anhand der Biografie und der Pflegeanamnese die regional bedingten Essgewohnheiten, Vorlieben oder Abneigungen, sowie Erkenntnisse über das Ess- und Trinkverhalten ermittelt. Gesundheitlich bedingte Beeinträchtigungen und ärztliche Verordnungen müssen hierbei berücksichtigt werden. Altersbedingte körperliche wie auch geistige Schwierigkeiten beim Essen und Trinken sollen fürsorglich begleitet werden, dabei ist die Hilfe zur Selbsthilfe der beste Berater (J. Korevic, 2003, S. 185).

Das Essen in der Gemeinschaft

Anders als im Krankenhaus oder Zuhause findet die Nahrungsaufnahme in Pflegeheimen in der Gemeinschaft statt. Die Einnahme der Mahlzeiten ist an den Ablauf der Einrichtung gebunden, dies zu festen Essenszeiten führt, die sich nicht immer mit den Gewohnheiten älterer Menschen decken. Das Essen im Speisesaal hat einen sozialen Charakter. Die Senioren begegnen ihren Mitbewohnern und Mitarbeitern. Dort erhalten sie die Möglichkeit, Kontakte zu knüpfen und sich auszutauschen. Besonders für schwer pflegebedürftige ist das Essen in der Gemeinschaft ein Schritt aus der Isolation. Das gemeinsame Essen führt bei vielen Senioren dazu, dass sie mehr Lust und Freude am Essen haben. Mehr Lust und Freude bedeutet meist auch, dass es ihnen leichter fällt, sowohl mehr zu essen als auch zu trinken. Ältere Menschen, die nicht in der Gemeinschaft essen möchten, weil sie z.B. zittern, sich des häufiger verschlucken oder das Essen aus dem Mund verlieren etc., müssen die Möglichkeiten erhalten, alleine zu essen (A. Lauber, 2003, S. 193).

Die Gestaltung der Esssituation

Das Sprichwort „das Auge isst mit" sagt schon fast alles darüber aus, worauf bei der Gestaltung des Speiseraums zu achten ist. Neben einem wohnlichen, gemütlichen Ambiente des Speiseraums tragen noch weiter Punkte zu einer ansprechenden Gestaltung bei. Kleine Sitzgruppen, evtl. das Spielen leiser Musik, ansprechendes Essgeschirr. Leichte ansprechende Trinkgefäße, frische, freundliche Servietten und Tischdecken, Tischschmuck der Jahreszeit entsprechend und appetitlich angerichtetes Essen. (A. Lauber, 2003, S. 193).

Essverhalten, Essgewohnheiten

Das Essverhalten ist von vielen Faktoren Beeinflusst, wie z.B.

- Das Essverhalten stabilisiert sich durch wiederkehrendes Auftreten (zeitlich).

- Das Essverhalten ist individuell hochgradig situationsgebunden.

- Das Essverhalten wird sicher durch innere Regulationsvorgänge mit gesteuert.

- Das Essverhalten ist mehr als bloße Nahrungsaufnahme, es ist ein wichtiger Teil des menschlichen Sozialverhaltens, drüber hinaus ist es identifizierbar an Geschmackserfahrungen und eine wiederkehrende Möglichkeit, positive Erinnerungen „zu schmecken".

- Der „gute Geschmack" kann zum vorherrschenden Motiv werden, wenngleich er in seiner Qualität kaum neutral im Sinne sensorische Kriterien gefasst werden kann.

- Das Essverhalten ist psychosoziales Verhalten. Daher kann die Ernährungsberatung nicht nur die Nahrungsaufnahme des Menschen zum Gegenstand ihrer Beratung machen, sondern sie muss das individuelle psychosoziale Geschehen um das Essen herum mit ins Auge fassen.

(L. Juchli, 1997, S. 246)

Dehydration/ Exsikkose

Wenn dem Körper Wasser entzogen wird und keine Flüssigkeitszufuhr erfolg, kommt es zu einem Defizit im Wasser-Elektrolythaushalt. Es hat zur Folge, dass der Körper austrocknet. Wasserverlust führt zu einer Verschiebung des gesamten Wasser- und Natriumbestands und zu einer Veränderung des intra- und extrazellulären Volumens.

Der Hauptbestandteil des menschlichen Körpers ist Wasser. Bei einem gesunden erwachsenen Menschen beträgt der Wasseranteil am Körpergewicht etwa 60 – 70%. Der Wasseranteil nimmt mit zunehmendem Alter ab. Der Körper nimmt Wasser sowohl über flüssige als auch über feste Nahrung auf. Das Durstgefühl ist für die Menge der Wasseraufnahme entscheidend. Dieses Durstgefühl lässt bei älteren Menschen nach.

Aus der Pflegeanamnese können die Trinkgewohnheiten vor dem Einzug in ein Pflegeheim ermittelt und in den Pflegeprozess mit integriert werden.

Die selbstständige Flüssigkeits- und Nahrungsaufnahme kann erschwert werden durch eine Fixierung des Klienten (motorische Unruhe), Hemiplegie, Gesichtslähmung, Schluckstörungen, Hörbehinderung, Sehbehinderung, aber auch wenn der Klient das Geforderte nicht mehr umsetzen kann. Weiterhin kann es zu Wasser und Elektrolytverlust auch bei Erbrechen, Diarrhoe, Fieber, Verbrennungen/ Verbrühungen, Laxantienabusus und Diuretikagabe kommen.

Symptome eines Nahrungs- und Flüssigkeitsmangels zeigen sich durch Abmagerung, Gewichtsverlust, trockene Haut, eine trockene Zunge und/oder Lippen. Folgen können allgemeines Unwohlsein, Antriebsarmut, Konzentrationsschwäche, Eintrübung des Bewusstseins mit Verlust der Orientierung, Verwirrtheit, Harnwegsinfekte und Obstipationen sein (J. Korevic, 2003, S. 202 ff).

Pflegerische Zielsetzungen/ Aufgaben

Essen und trinken gehört zu den Elementarbedürfnissen der Menschen, sie dienen der Aufrechterhaltung von Leben und Gesundheit. In der Pflege hat das Essen anreichen viele Dimensionen, die es bewusst wahrzunehmen, zu beeinflussen und zu beachten gilt. Die Gestaltung des Speisesaals und das Aussehen der Speisen beim Anreichen muss in der Pflege einen hohen Stellenwert erlangen. Wie auch die Frage an die Heimbewohner, wie ihre Essgewohnheiten, -menge, -zeiten, und was ihre Lieblingsspeisen und -getränke sind. In einer guten Pflegeplanung ist zu bestimmen, welche Pflegepersonen und zu welchen Zeiten das

Essen eingegeben werden soll, denn je schwieriger sich das Essen eingeben bei einem Heimbewohner gestaltet, desto qualifizierter muss das Pflegepersonal sein. Eine wichtige Prophylaxe ist das Essen in der Gemeinschaft, sie wirkt dem sozialen Rückzug entgegen, und die Kontaktaufnahme zu anderen Heimbewohnern wird gefördert. Es soll klar werden, dass eine solche aktivierende Pflege nicht nur Zeit kostet, sonder sie motiviert, fördert und hilft Genesungsprozesse, sowie auch den Prozess der Eingewöhnung in ein Heim zu beschleunigen (vgl. Pflege Heute 03/2000, S. 160- 162). Eine gute Beobachtungsgabe ermöglicht der Pflegeperson das Erkennen und Benennen der vorhandenen Fähigkeiten und der bestehenden Probleme. Mit einem individuell ausgerichteten Pflegeprozessplan werden die Pflegeziele formuliert und die Erhaltung oder Wiederherstellung der Autonomie angestrebt. Dabei sind die pflegerischen Aufgaben die Information des Heimbewohners, die Lagerung, die Vor- und Nachbereitung des benötigten Materials, des Raumes, des Bewohners und der Pflegeperson selbst. Die Durchführung mit der mundgerechten Zubereitung der Nahrung, die Unterstützung bei der Nahrungs- und Flüssigkeitsaufnahme, der Einsatz spezieller Hilfsmittel und das Anreichen der Nahrung. Zu guter letzt darf die Dokumentation und Evaluation nicht vergessen werden.

4.   Didaktische Analyse nach W. Klafki

Die Auszubildenden befinden sich im ersten Schulblock des ersten Ausbildungsjahres. Daher ist ein theoretisches Vorwissen kaum vorauszusetzen. Da aber alle Schüler des Kurses entweder ein Praktikum in einem Pflegeheim o.Ä. absolviert haben oder schon eine langjährige Erfahrung in der Pflege besitzen, ist ein praktisches Vorwissen, entweder bewusst oder unbewusst als vorhanden anzunehmen.

Da das Essen und Trinken zu den täglichen Ablauf des Lebens gehört hat jeder Auszubildende eigene Erfahrungen zu diesem Thema aus dem privaten Bereich gesammelt. Auch Gewohnheiten und/oder Rituale, die vor oder nach dem Essen alltäglich sind, und meist eher unbewusst als bewusst geschehen gehören dazu.

Egal in welchem Bereich die Auszubildenden während ihrer Ausbildungszeit, oder nach ihrer Ausbildung arbeiten, werden sie immer wieder mit dem Thema des Essens und Trinkens mehr oder weniger konfrontiert.

Da sich Ess- und Trinkstörrungen körperlich wie auch geistig auswirken, ist dieses Thema ein nicht zu unterschätzender Teil der Ausbildung.

4.1   Exemplarische Bedeutung

Das Thema Essen und Trinken kann auf jeden Menschen bezogen werden, da es ein alltägliches und immer wiederkehrendes Thema ist. Das Essen und Trinken ist allgegenwärtig, egal ob in der Arbeitswelt oder in der Freizeit, dass sogar die Industrie erkannt hat und handelt, mit immer wieder neuen Produkten und der täglichen Werbung im Fernsehen. Es wirkt sich auf alle Lebensbereiche und in jedem Alter aus. Unterernährung ist in der dritten Welt ein ernstes Thema, sowie Mangel- und Falschernährung in den Industrieländern. Weiterhin kann dieses Thema zu der Erläuterung von Präventionsmaßnahmen und der gesundheitsförderlichen Lebensgestaltung eingesetzt werden.

Die Schüler können erkennen, dass dieses Thema einen großen Stellenwert in der Pflege besitzt, das sie bei ihrer alltäglichen Arbeit mit Menschen, Personal wie auch Bewohner, in Kontakt treten und Beziehungen mit diesen eingehen. Weiterhin können sie die Erfahrung sammeln, dass die Pflege an einem Menschen keine gerade Linie aufweist, sonder das sie auf jeden einzelnen Menschen individuell und ganzheitlich angewandt werden soll. Somit können mit diesem Thema bestimmte Schlüsselqualifikationen erlernt, gefördert und vertieft werden.

4.2   Gegenwartsbedeutung

Nahrungs- und Flüssigkeitszufuhr benötigt der Mensch alltäglich. Von dieser wird er nicht nur gesättigt und bekommt alle Ballaststoffe, Vitamine, etc., sondern die Nahrungsaufnahme bringt auch ein Gefühl der Zufriedenheit, der Geborgenheit und angenehmen Müdigkeit nach dem Essen mit sich. Viele der Auszubildenden sind Eltern, und haben somit schon eine große Erfahrung in der Ernährung ihrer Kinder. Sie konnten beobachten wie das Kind isst, was für Vorlieben und Abneigungen vorhanden sind. Wie sich das Essverhalten im Wachstum verändert. An sich selbst erkennt man wie sich das Hungergefühl, der Geschmack, wie auch die Vorlieben und Abneigungen, im laufe des Lebens verändern. Gerade beim essen und Trinken kann man schon teilweise den Grad der Sozialisation in Erfahrung bringen. Ebenso wichtig, ist der Umgang mit der Dehydration, die Schüler müssen herausfinden wie man das Trinkverhalten eines Bewohners erkennt und positiv fördert.

Pflegeplanungen werde heute noch oft nach den ATL s (Aktivitäten des täglichen Lebens, L. Juchli) oder, gerade in Pflegeheimen, nach den AEDL s (Aktivitäten und existentielle Erfahrungen des Lebens, Krowinkel) geschrieben. Hier wird das Thema Essen und Trinken bei den ATL s auch Essen und Trinken genannt und bei den AEDL s Essen und trinken können.

4.3   Zukunftsbedeutung

Um den Menschen/ Heimbewohner ganzheitlich versorgen zu können ist es von der Seite der Pflege wichtig seine Ess- und Trinkgewohnheiten, sowie seine Einschränkungen zu erkennen, kennen und zu dokumentieren. Daraufhin wird die Pflege planbar und es können Methoden entwickelt werden, wie man einen Heimbewohner bei seiner täglichen Nahrungsaufnahme unterstützt, motiviert und Hilfe zur Selbsthilfe anbietet. Auch ist es wichtig die verschiedenen Kostformen, die zu verschiedenen Krankheiten angeboten werden, zu kennen.

Ohne ein grundlegendes Wissen zu diesem Thema zu besitzen, wird die Pflege defizitär und nicht mehr ganzheitlich. In Zukunft wird es noch weiter zum Abbau Von Pflegestellen im sozialen Bereich führen, somit ist es wichtig den Auszubildenden einen fundierten Hintergrund dieses Themas zu vermitteln, damit sie in Zukunft die Aushilfskräfte „richtig" anleiten und anlernen können.

Weiterhin trägt diese Thema zur eigenen Gesundheitspflege bei, da es die gesunde und ausgewogene Ernährung erläutert und Ansätze zur gesunden Ernährung vermittelt werden sollen.

4.4   Bezug zur Fachdidaktik

Das Essen und Trinken ist in der Ausbildung zur Altenpflege, nach der neuen bundeseinheitlichen Altenpflegeausbildung, im Lernfeld 1.3, Personen- und situationsbezogene Pflege alter Menschen, verankert. Dort wiederum wird dieses Fach als Unterstützung bei der Ernährung aufgeführt. Die Unterpunkte/ Unterrichtsinhalte beziehen sich auf den Ernährungszustand, die orale Nahrungs- und Flüssigkeitsaufnahme und Hilfe bei der Nahrungsaufnahme. Lerninhalte sollen laut der neuen Altenpflegeausbildung unter anderem Unterstützung alter Menschen bei der Selbstpflege, Unterstützung alter Menschen bei präventiven und rehabilitativen Maßnahmen, Umgang mit Hilfsmitteln und Prothesen, sein (Lehrplan für das erste Ausbildungsjahr im Bereich Alten- und Krankenpflege, o.J./ Bundeseinheitliche Altenpflegeausbildung, KDA 2002, S.67).

Das Thema kann nach Klafki und Wittneben zur Bildung von Schlüsselqualifikationen heran gezogen werden. Allgemeindidaktisch ist das übergeordnete Lernziel die,

- Selbstbestimmungs-, Mitbestimmungs- und Solidaritätsfähigkeit sowie,
- Identität
- Kritik- und Urteilsfähigkeit
- Empathiefähigkeit
- Fähigkeit aus gewohnten Denkmustern auszubrechen
- Handlungs- und Verantwortungsfähigkeit
- Fähigkeit zur Vorwegnahme des heute und in absehbarer Zeit Möglichem
- Frustrationstoleranz
- Selbstvertrauen

(Wittneben, 1991, S. 327)

Mit der von mir ausgewählten Methoden, wie Lehrervortrag, freie und gewählte Gruppenarbeit mit Videoaufnahmen und Auswertungen der Aufnahmen, möchte ich die Selbstbestimmungs- und Solidaritätsfähigkeit fördern, bei der von mir geplanten Gruppenarbeiten soll die Empathiefähigkeit, Handlungs- und Verantwortungsfähigkeit und das Selbstvertrauen gefördert werden.

Oftmals kommt es bei Gruppenarbeiten zu Missverständnissen und ein nicht Verstehen des Arbeitsauftrages, aber da bei der Gruppenarbeit ein hohes Maß an kommunikativer, sozialer und methodischer Kompetenz gefordert wird, habe ich mich für eine mündliche und schriftliche Form des Arbeitsauftrages entschieden, somit will ich Missverständnisse entgegenwirken und kann mich bei der Gruppenarbeit eher als Förderer der von mir angestrebten Kompetenzen (Schlüsselqualifikationen) üben.

4.5 Didaktische Reduktion

Da es im Lernfeld 2.2 eine Verbindung zu dem Thema Essen und Trinken gibt, welches die Ernährung beinhaltet, musste ich diverse Themen, wie z.B. gesunde Ernährung, Schluck- und Verdauungsstörungen, diverse Diätformen, etc. nicht beachten, sondern konnte sie nur kurz ansprechen. Insofern konnte ich das Thema auf die wichtigsten Definitionen, pflegerische Ziele, Ess- und Trinkhilfen, Kostformen, etc. reduzieren.

Wichtig war mir dabei, dass ich den Schülern eine theoretische Grundlage, die für die praktische Umsetzung unabdingbar ist, mit auf den Weg in ihren ersten Praxiseinsatz zu geben.

Für die Arbeit in der Altenpflege ist es wichtig, dass von den Schülern im Umgang mit alten Menschen, besonders bei der Nahrungs- und Flüssigkeitsaufnahme die pflegerischen Maßnahmen, Aufgaben und Ziele, sowie die Probleme im Alter berücksichtigt werden.

4.6 Lernziele

Da es an der Schule kein Curriculum gibt, und auch sonst keine Lernziele schriftlich formuliert sind, habe ich mir aus dem Konzept der Bundeseinheitlichen Altenpflegeausbildung, KDA, Materialien für die Umsetzung der Stundentafel S. 23, folgendes übergeordnetes Ziel zum Vorsatz gemacht:

-       Förderung der Fach-, Personal- und Sozialkompetenz

sowie auch die oben Erwähnten Schlüsselqualifikationen insbesondere das übergeordnete Lernziel nach Klafki ,die Selbstbestimmungs-, Mitbestimmungs- und Solidaritätsfähigkeit.

Weiterhin werden Zielformulierungen zu dem Lernfeld 1.3 folgendermaßen beschrieben, bei denen ich mir drei, die für mich und meinen Unterricht am wichtigsten scheinenden, ausgewählt habe:

-       „Die Schüler pflegen alte Menschen unter Wertschätzung und Beachtung ihrer Selbstpflegefähigkeiten, Selbstbestimmung, Wünsche und Gewohnheiten und unter Wertschätzung und Beachtung der Fähigkeiten und Wünsche ihrer Angehörigen bezüglich der Pflege. Sie verfügen über ein möglichst umfassendes Verständnis für die Situation eines hilfe- oder pflegebedürftigen alten Menschen".

-       „Die Schüler sind in der Lage, die vorhandenen Ressourcen des alten Menschen und seines sozialen Netzwerks zu erkennen, zu fördern und zu unterstützen. Dabei sind sie in der Lage mit Pflegearrangements umzugehen, wie z.B. einem Pflegemix aus professioneller, familiärer, freiwilliger und staatlicher Hilfe".

-       „Die Schüler kennen Hilfsmittel und Produkte zur Pflege und setzen diese sachgemäß und verantwortungsvoll ein. Sie beraten und unterstützen alte Menschen und ihre Angehörigen beim Umgang mit Hilfsmitteln".

(Bundeseinheitliche Altenpflegeausbildung, KDA 2002, S.65)

Hieraus ergeben sich folgende Teilziele,

im kognitiven Bereich:

-       Die Schüler sollen die Bedeutung des Essens- und Trinkens kennen.

-       Die Schüler sollen die Definitionen von Hunger, Durst, Appetit und Heißhunger benennen können.

-       Sie sollen die pflegerischen Maßnahmen, Aufgaben und Ziele verinnerlichen.

-       Sie sollen Anhand der Biographie/ Pflegeanamnese, Probleme, Essverhalten und -gewohnheiten der Bewohner ausarbeiten können.

-       Sie sollen die Handlungskette (Durchführung) der Essensanreichung verinnerlichen.

- Die Schüler kennen Hilfsmittel und Produkte zur Pflege bei den Heimbewohnern, die Probleme mit der Nahrungs- Flüssigkeitsaufnahme haben.

Im Affektiven Bereich:

- Die Schüler sollen Möglichkeiten und Maßnahmen beim Essen anreichen bestimmen können um somit einen richtigen Umgang mit den Heimbewohnern anzueignen.

- Sie erwerben mehr Selbstsicherheit und Selbstvertrauen im praktischen Alltag.

- Die Schüler sollen sich der Bedeutung der Altenpflege in diesem Zusammenhang bewusst werden.

- Sie sollen mit möglichen Problemen, die mit diesem Thema einhergehen, verstehen und damit umgehen können.

- Sie können nachvollziehen wie sich Ess- oder Trinkstörungen psychisch und physisch Auswirken können.

- Sie bekommen ein umfassendes Verständnis für die Situation eines hilfe- oder pflegebedürftigen alten Menschen.

- Die Schüler sollen die Bedeutung gesundheitserzieherischer Beratung verstehen

Im psychomotorischen Bereich:

- Die Schüler üben sich im Verhalten in einer Gruppe.

- Die Schüler üben sich im Verhalten in einem Rollenspiel.

- Die Schüler sollen die Pflegebedürftigkeit eines Heimbewohners einschätzen können

- Die Schüler sollen Pflegemaßnahmen benennen und festlegen können

- Die Schüler sollen bei den Pflegemaßnahmen unterstützen können

- Die Schüler sind in der Lage, die vorhandenen Ressourcen des alten Menschen und seines sozialen Netzwerks zu erkennen

- Die Schüler kennen Hilfsmittel und Produkte zur Pflege und setzen diese sachgemäß und verantwortungsvoll ein.

- Sie verfügen über ein möglichst umfassendes Verständnis für die Situation eines hilfe- oder pflegebedürftigen alten Menschen.

4.7 Ergebnissicherung

Die Übergeordneten Lernziele sind von mir in dieser kurzen Zeit, in der ich die Klasse begleite, nicht überprüfbar. Die Ziele, die das Lernfeld vorgibt, können im theoretischen Rahmen schwer überprüft werden, da sie sehr praxisnah formuliert sind. Diese können aber sehr gut bei den Praxisbesuchen, die pro Lehrjahr mindestens einmal pro Schüler stattfinden, überprüft werden. Die Ergebnissicherung findet im Unterricht mittels einer Videoaufzeichnung und anschließenden Auswertung im praktischen Teil statt.

Die Teilziele im kognitiven Bereich können/werden mittels einer Klausur, die nach Abschluss des gesamten Lernfeldes, geschrieben wird kontrolliert werden. Des Weiteren erfolgt die Ergebnissicherung im kognitiven Bereich durch Arbeitsblätter und Kopien, die während des Unterrichts ausgeteilt werden.

Im psychomotorischen und affektiven Bereich werden im Verlauf des Unterrichts, insbesondere bei den Gruppenarbeiten, die ein Rollenspiel enthält, und der Videoauswertung, die Teilziele erkennbar und können erörtert werden, und somit kann das Ergebnis gesichert werden.

4.8 Zugangs- und Darstellungsmöglichkeiten

Es wurde mir von meiner Mentorin vorgeschlagen, dass ich meinen Unterricht als Projekt durchführen könnte. Der erste Tag soll die theoretischen Hintergründe des Themas Essen und Trinken mit den im Lehrplan berücksichtigten Vorgaben, die Definitionen und die Probleme bei der Nahrungs- und Flüssigkeitsaufnahme im Alter näher beleuchten.

Anschließend ist eine Gruppenarbeit, die als Vorbereitung des nächsten Tages dienen soll, geplant. Am zweiten Tag geht es zur praktischen Durchführung mit einer Gruppenarbeit und einem Rollenspiel von Essen zubereiten bis hin zum Essen anreichen.

Zum Unterrichtseinstieg wird ein Karten-Brainstorming genutzt, das den Einstieg in das Thema erleichtern und die Arbeitsatmosphäre etwas auflockern soll.

Als Medien werden die Tafel und der Tageslichtprojektor genutzt.

Zur Evaluation und der Ergebnissicherung wird am zweiten Tag das Rollenspiel auf Video aufgenommen und am Ende mit der Klasse ausgewertet.

Die Schüler waren zwei Wochen vor beginn des Unterrichts bereits informiert, dass an ihren letzten beiden Blocktagen das Thema Essen und Trinken auf ihrem Stundenplan steht.

5. Geplanter Unterrichtsverlauf schriftlich

(Tabellarischen Unterrichtsverlauf siehe Anhang 7)

Wie oben schon genannt soll dieser Unterricht als Projekt laufen, bei diesem im ersten Tag hauptsächlich die Theorie und am zweiten Tag die Praxis gelehrt werden soll.

Erster Tag (vier Stunden)

Zu Beginn der Stunde werde ich die Klasse Begrüßen, das Thema vorstellen und den Verlaufsplan vorstellen, somit wissen die Schüler was auf sie zukommt und können sich darauf einstellen.

Den Unterricht werde ich mit einer erfahrungsbezogener Arbeit mit einem Karten-Brainstorming beginnen. Damit möchte ich die Schüler anregen aktiv am Lernprozess teilzuhaben. Die Schüler sollen sich überlegen, was für sie persönlich oder bei ihrer Arbeit im Pflegeheim das Essen und Trinken bedeutet. Die Ergebnisse werden pro Schüler auf einer Karte festgehalten, in der Gruppe vorgestellt und anschließen an die Wand gepinnt. Somit haben die Schüler die Möglichkeit sich in das Thema hineinzufinden und gleichzeitig wird damit der Einstieg in das Thema erleichtert und die Arbeitsatmosphäre etwas aufgelockert.

In Bezugnahme auf das Kartenbrainstorming erfolgt die Ausarbeitung dieser und die Bedeutung des Essens wird nochmals an der Tafel sinnvoll reduziert, zusammengefasst und gegliedert.

Danach teile ich ein Arbeitsblatt (siehe Anhang 1 II) aus, auf dem die Definitionen Hunger, Durst, etc. stehen, sowie auch die Einflüsse des Essens auf die Biografie. Nach dem Austeilen lasse ich die Definitionen vorlesen und erörtere diese gemeinsam mit der Klasse. Um die Einflüsse zu lehren habe ich den Lehrervortrag gewählt, damit sich die Schüler auf dem ausgegebenen Arbeitsblatt, Notizen und/oder Markierungen machen können.

Nach dieser Einheit lege ich eine leere Folie mit der Überschrift *Mögliche Probleme im Alter* auf und werde in einem Lehrer-Schüler-Gespräch, die zusammen gefundenen Probleme im Alter auf diese Folie schreiben und erörtern (siehe Anhang 1, III). Hier bekommen die Schüler den Auftrag die gemeinsam gefundenen Probleme gleich mitzuschreiben. Danach werden die pflegerischen Ziele, Maßnahmen und Aufgaben mit den Schüler gemeinsam erarbeitet und das Ergebnis wird an die Tafel geschrieben. Als kleiner Zusatz werde ich den Schülern noch Zielformulierungen für die Pflegeplanung an die Tafel schreiben, da Erfahrungsgemäß die meisten Probleme in der Pflegeplanung die Ausformulierung der Ziele sind (siehe Anhang 1, III a). Somit bin ich bei diesem Teil der Unterrichtseinheit, wenn auch unbewusst, schon indirekt auf die Pflegeplanung mit eingegangen, da ich den Stoff nach Problem, Ziel und Maßnahem gegliedert habe.

Pause

Nach der Pause wird das Essverhalten und die Essgewohnheiten bei älteren Menschen und die einem Lehrervortrag doziert und an die Tafel geschrieben. Die Gestaltung der Umgebungen wird mit den Schülern zusammen analysiert und ebenso an die Tafel geschrieben (siehe Anhang 1, IV).

Danach werden die verschiedenen Kostformen, die es gibt Mittels einer Folie auf den Tageslichtprojektor gelegt und mit den Schülern gemeinsam durchgesprochen und aufgearbeitet. Nach der Besprechung teile ich dann die Kopien mit den verschiedenen Kostformen aus (siehe Anhang 1, V).

Nach dem Austeilen werde ich die letzten beiden Stunden nochmals Revue passieren lassen, sprich mit der Klasse die zuvor gelehrten Themen nochmals wiederholen und versuchen, die für mich wichtig erscheinenden Punkte auch in der Hinsicht meiner zuvor formulierten Ziele, bei der Wiederholung zu berücksichtigen.

Pause

Nun werde ich den Arbeitsauftrag für die Gruppenarbeit erläutern. Das Thema ist Unterstützung bei der Nahrungsanreichung (Handlungskette/ Durchführung). Die Schüler sollen sich selbst in gleichgroßen Gruppen zusammenfinden, einen Gruppenführer bestellen, der die von mir die vorgefertigten Karteikarten (siehe Anhang 2) erhält und durcheinander mischt. Jede Gruppe erhält 46 Karteikarten, die farbig gegliedert sind. Die Überschriften sind lila, die Unterüberschriften sind gelb und die Stichpunkte sind grün. Des Weiteren erhält jede Gruppe eine Rolle Tesafilm, eine Schere und ein großes leeres Plakat, um die Karteikarten darauf zu befestigen. Den Schülern wird ein Zeitlimit gesetzt, wann die Gruppenarbeit zur Präsentation fertig sein soll. Weiterhin ist es den Schülern freigestellt, ob sie den Raum für die Gruppenarbeit verlassen wollen oder nicht. Meine Aufgabe besteht darin, die einzelnen Gruppen zu betreuen, Hilfestellungen anzubieten, die Gruppendynamik zu beobachten und gezielt versuchen Schlüsselqualifikationen zu vermitteln und/oder zu fördern.

Pause

Nach getaner Arbeit, sollen die einzelnen Plakate von einem oder zwei Schülern der Gruppe vorgestellt werden. Die Plakate sollen am Ende dieser Gruppenarbeit nebeneinander aufgehängt sein, damit man die Ergebnisse der einzelnen Gruppe miteinander vergleichen kann, und die diversen Unterschiede herausstellen und erörtern kann. Anschließend soll über die Ergebnisse diskutiert werden. Dabei teile ich das Arbeitsblatt über die Handlungskette aus und erörtere dieses nochmals gemeinsam in der Klasse (siehe Anhang 3).

Zweiter Tag (sechs Stunden)

Zu Beginn der Stunde werde ich die Klasse Begrüßen, den Verlaufsplan vorstellen und bei Bedarf eine kurze Wiederholung des Themas anbieten.

An diesem Tag werde ich den Unterricht damit beginnen, dass ich ein Arbeitsblatt austeile, auf dem die zum Thema Flüssigkeitsdefizit, Definitionen, Formen der Dehydration und Einflussfaktoren stehen (siehe Anhang 1, VI und Anhang 4). Das Arbeitsblatt ist so präpariert, dass unter der Überschrift Einflussfaktoren, nichts mehr geschrieben steht, damit die Schüler dies selbst ausfüllen können. Das Arbeitsblatt werde ich gleichzeitig als Folie auf den TL-Projektor legen und zusammen mit den Schülern abarbeiten. Bei den Einflussfaktoren werde ich ein Lehrer-Schüler-Gespräch anregen, um diese gemeinsam herauszufinden.

Diese Vorgehensweise werde ich auch bei der nächsten Stunde anstreben. In dieser sollen die Symptome, Folgen und pflegerische Aufgaben bei einem Flüssigkeitsdefizit gelehrt werden. Auf diesem Arbeitsblatt ist der obere Teil mit den Symptomen frei gelassen worden, damit die Schüler dort ergänzen können (siehe Anhang 1, VII und Anhang 5).

Wenn noch Zeit ist, werde ich die letzten beiden Stunden nochmals reflektieren und eine kurze Wiederholung anbieten

Pause

Nach der Pause kommt es zum praktischen Teil. Dieser besteht darin Essen wie z.B. Haferschleimsuppe selbst zubereiten. Die Materialien, wie Töpfe, Teller, Tassen und Besteck stellte das XXX. Milch, Zucker, Zimt und ein Fertigessen habe ich von privat mitgebracht. Schürzen und Handtücher sind mir freundlicherweise von meinem Arbeitgeber gestellt worden.

Zu beginn dieser Stunde wird in einem locker gehaltenen Vortrag die Vorgehensweise erklärt, nachgefragt ob ich die Schüler bei der Essensanreichung filmen darf und die Arbeitsmaterialien vorgestellt.

Danach werden vier gleich große Gruppen mit verschieden farbigen Bonbons eingeteilt und den Gruppen zugeteilt welches Essen sie zubereiten sollen. Zum ersten gab es wie schon gesagt eine Haferschleimsuppe, die zweite Gruppe sollte ein fertig Gericht erwärmen, die Dritte eine fünf Minuten Terrine und die vierte Gruppe sollte Erbsen und Möhren erwärme, würzen und anschließend passieren.

Die Arbeitsaufträge der Essenszubereitung wurden von mir währen der Pause an die Tafel geschrieben, so dass ich diese nach der Gruppeneinteilung nur zu öffnen brauchte.

Bei dem Kochvorgang stehe ich den einzelnen Gruppen für Fragen, Tipps und Tricks bei der Zubereitung zur Verfügung, und beobacht lenke und leite die Gruppendynamik.

Pause

Nachdem das Essen fertig zubereitet ist, bekommen die vier Gruppe den Auftrag einen Bewohner, eine Pflegeperson und drei Beobachter auszuwählen. Diese bekommen dann die diversen Arbeitsaufträge (siehe Anhang 6) ausgehändigt, ohne dass die anderen Gruppenmitglieder diese lesen dürfen. Danach werden die einzelnen Gruppen nacheinander gebeten ihre Arbeitsaufträge vorzuführen, diese dann auf Video aufgenommen werden. Nach jeder abgeschlossenen Arbeit, wird das Ergebnis in der ganzen Klasse besprochen und ausgewertet.

Pause

Nachdem alle Gruppen ihr Rollenspiel vorgetragen haben, kommt es zur gemeinsamen Auswertung der Videoaufnahmen. Bei dieser werde ich diverse Tipps und Tricks beim Essen anreichen geben, die mir aus der Praxis bekannt sind. Darüber hinaus sollen die Schüler eine Diskussion beginnen, die sich um das Essen anreichen in der Praxis dreht. Diese Diskussion werde ich dann zu lenken versuchen und inhaltlich nochmals auf diverse Probleme, die sich auch im Rollenspiel gezeigt haben, in der Praxis eingehen.

Zum Abschluss werde ich die letzten beiden Tage nochmals kurz zusammenfassen, werde die Mitarbeit der Schüler, bei meinem gehaltenen Unterricht und den Gruppenarbeiten reflektieren. Danach bedanke ich mich bei der Klasse für die hoffentlich konzentrierte Mitarbeit und wünsche ihnen einen erfolgreichen ersten Praxiseinsatz und ein schönes Wochenende.

6. Tatsächlicher Unterrichtsverlauf/ Eigene Reflexion

Im Großen und Ganzen ist der Unterricht so wie ich ihn geplant hatte auch verlaufen. Der Einstieg in das Thema mit dem Kartenbrainstorming hat wie erwartet den Einstieg in das Thema und in den Unterricht, nicht nur für die Schüler, sondern auch für mich erleichtert. Danach war eine konzentrierte Weiterarbeit der Schüler und mir gewährleistet. Nach dieser Einheit legte ich eine leere Folie mit der Überschrift, Mögliche Probleme im Alter auf, diese Probleme erarbeitete ich mit den Schülern gemeinsam und schrieb die gefundenen Probleme auf diese Folie. Da ich aber Linkshänder bin, musste ich feststellen, dass ich bei jedem neuen Punkt den ich auf die Folie schrieb, den vorher aufgeschriebenen Punkt verwischte, deshalb bat ich meine Mentorin die gefundenen Probleme weiterhin auf die Folie zu schreiben.

Die erste Doppelstunde ging nach meiner Planung und Zeitvorstellung auf.

In der Pause erfuhr ich von dem Schulleiter, dass er vergessen hatte, der Lehrperson abzusagen die ab der vierten Stunde regulär eingeteilt war. Da diese Lehrperson eine Honorarkraft ist, und sie auf ihre Stunden bestand, musste ich meine Planung ändern. Das Bedeutete das ich die von mir geplante Gruppenarbeit auf den morgigen Tag verschieben musste, da diese mindestens eine Doppelstunde an Zeit benötigt.

Der Unterricht der, der für morgen geplant war, musste ich in der Pause mit der Hilfe meiner Mentorin streng reduzieren und das Thema eingrenzen, da mir ja 45 fest eingeplante Minuten fehlten. Auf diesen Unterricht war ich dann auch nicht richtig vorbereitet, da ich diesen für mich am Mittag nochmals aufarbeiten wollte. Zum Glück hatte ich die Arbeitsblätter, die für den nächsten Tag geplant waren schon komplett fertig und kopiert. Nach einer Rücksprache mit meiner Mentorin und einer längeren Pause, setzte ich den Unterricht mit dem Thema Flüssigkeitsdefizit fort. Die Verwirrung unter den Schülern war zu Beginn groß, da sie erst jetzt erfuhren, dass es eine Planänderung gab. Nachdem sich die Aufregung gelegt hatte, konnte ich mit den Schülern noch ein Arbeitsblatt konzentriert durcharbeiten und sogar noch eine kurze Wiederholung der letzten Stunden anbieten.

Die Ziele, die ich mir für den Kognitiven Bereich gesteckt habe, sind meines Erachtens teilweise erfüllt worden, da ich aber keine Arbeit zu diesem Thema schreiben kann, konnte ich das Ergebnis nur mit dem Austeilen der Arbeitsblätter und den Informationen von mir an die Schüler während des Unterrichts sichern.

Meine Mentorin bemängelte meine große Schrift bei den Tafelanschrieben die sehr platzraubend war, außerdem muss ich noch lernen, den Unterricht etwas „langsamer" zu gestalten, ich soll öfters Sinnpausen in meine Vorträge, nicht nur für die Schüler, sondern auch für mich einlegen. Meine Artikulation, Stimmlage und Betonungen waren richtig gesetzt. Den Zugang zu den Schülern hatte ich, und sie behandelten mich als Respektsperson mit einer natürlichen Distanz.

Mit Absprache meiner Mentorin, wurde das zweite Arbeitsblatt zu dem Thema Flüssigkeits-defizit am morgigen Tag nicht mehr mit den Schülern besprochen. Es wird auf den nächsten Blockunterricht verlegt, da uns die Gruppenarbeiten und das Rollenspiel mit der praktischen Unterweisung nicht nur für meine angestrebten Ziele wichtiger waren, sondern auch für die Schüler, die nach diesem Unterricht ihren ersten praktischen Einsatz beginnen.

Der nächste Tag mit der ersten Stunde fing von Seiten der Schüler eher „verschlafen" an. Die Motivation zur Gruppenarbeit war kaum vorhanden. Nach der Erläuterung des Arbeits-auftrages und der Erklärung, dass dies unabdingbar sei für das sich anschließende Essen anreichen, und den praktischen Alltag, konnte ich die Schüler dennoch zur Gruppenarbeit motivieren. Mulmig war es mir schon, denn ich wusste nicht ob ich die Schüler mit der Hand-lungskette überfordere, denn es waren pro Gruppe immerhin 46 einzelne Karteikärtchen mit Überschriften, Unterüberschriften und Stichpunkten, die farbig unterteilt waren. Ich musste feststellen, dass es zu Beginn dieser Arbeit fast in jeder Gruppe zu Anfangsschwierigkeiten kam wegen der Fülle der Karten. Aber nach etwaigen Tipps und Fingerzeigs hat jede Gruppe den roten Faden aufgenommen und diese Arbeit erfolgreich erledigt. Da es aber doch sehr viele Karten waren, verlängerte sich die von mir geplante Zeit für die Gruppenarbeit, die ich dann bei der Präsentation und Reflexion einholen musste.

Die Präsentation der Gruppenarbeiten verlief fast wie geplant. Die Zeit die ich einholen musste, gelang mir indem ich bei der Präsentation und bei der Erläuterung der Musterhand-lungskette die Diskussion stärker auf meine Ziele lenkte und die Diskussion mehr geführt habe. In der Handlungskette gab es bei jeder der Präsentation kleine Abweichungen, die aber nicht als falsch anzusehen waren, sondern damit sollte/ wurde den Schülern klar, dass es keine hundertprozentig richtige oder falsche Handlungskette gibt. Jede Pflegekraft geht nach einem etwas anderem Schema vor, jeder Heimbewohner hat im laufe seines Lebens einen anderen Rhythmus oder Schwerpunkt beim Essen, etc. Den Schülern wurde klar, dass es in der Pflege nicht immer darauf ankommt geradlinig zu arbeiten und immer alles nach „Schema F" abzuarbeiten, sondern auf den Menschen/Heimbewohner eingehen zu können und ihn in seiner Krankheit empathisch und ganzheitlich zu unterstützen. Mir gelang es, wäh-rend der Präsentation und im anschließendem Plenum den Schülern zu vermitteln, dass die Handlungskette als eine Unterstützung und eine Hilfe bei der alltäglichen praktischen Arbeit im Heim angesehen werden soll, und nicht als eine vorgegebene steife und nicht biegsame Kette. Es kristallisierte sich heraus, dass verschiedene Schwerpunkte bei dieser Kette, wie z.B. das desinfizieren der Hände, die Dokumentation, die Vor- und Nachbereitung, etc. bei vielen anderen pflegerischen Tätigkeiten ähnlich, wenn nicht sogar gleich ablaufen. Somit wurde von mir das Ziel erreicht, den Schülern verständlich zu machen, das die Pflege keine Arbeit an Maschinen ist, sonder das die Pflege am Menschen ein hohe Maß an Empathie, Einfühlungsvermögen und Verständnis mit sich bringen soll.

Nach der Präsentation teilte ich ein Arbeitsblatt mit einer Musterhandlungskette mit dem Ziel, die Vielschichtigkeit der Möglichkeiten der Pflege aufzuzeigen. Anfangs führte dies bei den Schülern zu Irritationen und einer nicht ausreichenden Anerkennung der Gruppenarbeit. Meine Mentorin wies mich noch während der Erläuterung der Handlungskette daraufhin und übernahm für kurze Zeit die Führung des Unterrichtes. Somit bekam ich die Zeit mich zu sammeln, meinen Zielen nochmals bewusst werdend und konnte bei der Übernahme des Unterrichts den Schülern mein Anliegen verdeutlichen und die Gruppenarbeit mit der Präsentation ausreichend würdigen.

Auch überraschte es mich, dass die Schüler nach anfänglichem Murren, ihre Gruppenarbeit doch ernst genommen haben und sich dieser Aufgabe gewissenhaft angenommen haben.

Im praktischen Teil des Unterrichts mit Essen zubereiten und Essen anreichen ging meine Planung mit eineigen Zeitverschiebungen, gerade beim Essen zubereiten, dass nicht so lange gedauert hat wie ich veranschlagt habe, auf.

Ein großer Lerneffekt ergab sich aus den Diskussionen nach jedem Rollenspiel und der anschließenden Videoauswertung des Rollenspiels. Hier wurden meine Ziele im psychomotorischen Bereich fast vollständig erreicht. Durch die Plenumsdiskussionen und der Videoauswertung, konnte ich den Schülern Selbstvertrauen und Selbstsicherheit vermitteln, auch wurden sie gefördert beim Arbeiten in einer Gruppe und sie bekamen einen Einblick in positive wie auch negative praktische Vorgehensweisen beim Essen anreichen.

Der zweite Tag war eindeutig anstrengender wie der erste, da die Betreuung der Gruppen ein hohes Maß an Beobachtungsgabe, Selbstdisziplin, positiver Beeinflussung und Motivation geben von mir abgefordert wurde. Zum Glück war jederzeit mein Mentor mit anwesend, um mir bei den Gruppenarbeiten und dem Rollenspiel unter die Arme zu greifen.

Leider konnte ich, da diese ja der letzte Unterrichtstag für die Schüler war, kein schriftliches Feedback mehr erwarten. Somit war ich auf ein mündliches Feedback seitens der Schüler angewiesen. Auf Nachfrage wie die Schüler meinen Unterricht empfunden haben (in Sprache, Themenauswahl, Strukturierung, etc.), waren die Reaktionen durchweg positiv. Diese Aussagen möchte ich aber nicht überbewerten, da die Schüler in ihrem ersten Unterrichtsblock überhaupt waren und diese Art von Feedback nicht anonym stattfinden konnte.

7. Die Reflexion/ Evaluation meiner Mentorin

Beurteilung eines gehaltenen Unterrichtes

Thema: 2-tägiges Projekt zum Thema Essen und trinken (Lernfeld 1.3)

Nach Absprache mit dem Schulleiter wurde das Projekt "Essen und Trinken" von meiner Mentorin (Lehrerin für Pflegeberufe) und Herrn Hetzel geplant, vorbereitet und durchgeführt. Die Projektplanung gestalteten wir zusammen, wobei Herr Hetzel sich durch seine didaktischen Kenntnisse als sinnvolle Bereicherung zeigte. Seine Argumente bezüglich der Planung waren stets fachlich und sachlich fundiert ohne den Bezug zur Praxis einzubüßen. Für die handlungsorientierten Unterrichtsschritte dieses Projektes zeigte sich seine langjährige Berufserfahrung in der Pflege.

Herr Hetzel strukturierte die Lehr- und Lernprozesse in Verbindung mit den Lernzielen einsichtig. Die Auswahl der Sozialformen erstreckte sich über die 2 Tage abwechslungsreich und bot somit den Schülern einen interessanten und erlebnisreichen Unterricht der sich in einen Theorie- und einen Praxisteil teilte. Das Anforderungsniveau war der Klasse angepasst und den Bildungswerten entsprechend.

Leichte Umsetzungsschwierigkeiten ergaben sich bei der Gruppenarbeit "Erstellen einer Handlungskette". Bei der Auswertung der Gruppenarbeiten stellte sich heraus, dass der zeitliche Rahmen länger ausfiel als geplant. Um Zeit zu sparen präsentierte er den Schülern seine Musterhandlungskette mit dem Ziel die Vielschichtigkeit der Möglichkeiten der Pflege aufzuzeigen. Hierbei hätte für die Schüler der Eindruck entstehen können, dass die Gruppenarbeit nicht ausreichend gewürdigt wurde, da am Ende die Musterlösung als Ergebnissicherung diente. Bei der Reflexion war Herr Hetzel sehr einsichtig und umgehend in der Lage einen Verbesserungsvorschlag zu liefern.

Die Sprache den Schülern gegenüber war stets angepasst. Durch seine freundliche, offene Art fand er schnell Kontakt zur Klasse und war als Kollege und Respektsperson gleichermaßen akzeptiert.

Sein Unterricht war durchweg geordnet was sich auch in der Ergebnissicherung zeigte. Im Bereich der Ergebnissicherung sollte Herr Hetzel allerdings noch an seinem Tafelanschrieb arbeiten, da dieser sich als überdurchschnittlich groß gestaltete. Im Bereich des Praxisteils war Herr Hetzel für die Vorbereitung bzw. Materialbeschaffung zuständig, welche er sorgfältig erledigte. Die Umsetzung der handlungsorientierten Unterrichtsschritte führte er konsequent und schülerangepasst in der Praxis aus.

Herr Hetzel zeichnet sich als geschickte und angenehme Lehrerpersönlichkeit aus. Sein zwischenmenschlicher Umgang war stets positiv und geprägt durch seinen Praxisbezug während des Unterrichts. Für die Lernenden war er ein Gewinn, was sich auch in der anschließenden Projektreflexion (durch Videoaufzeichnung und Reflexionsgespräch) deutlich zeigte.

Die Zusammenarbeit mit Herrn Hetzel war sehr angenehm und lehrreich.

Für seine weitere Zukunft wünsche ich ihm alles Gute.

.

8. Literaturnachweis

- **Kuratorium Deutsche Altershilfe (Hrsg.)**

  Bundeseinheitliche Altenpflegeausbildung, Materialien für die Umsetzung der Stundentafel, Kuratorium Deutsche Altershilfe, 2002

- **Juchli, Liliane**

  Pflege, Praxis und Theorie der Gesundheits- und Krankenpflege, Thieme Verlag, Stuttgart, 1997

- **Kirschnick, Olaf**

  Pflegetechniken von A- Z, Thieme Verlag, 2001

- **Klafki, Wolfgang**

  Zur Unterrichtsplanung im Sinne kritisch- konstruktiver Didaktik, in Adl- Amini/ Künzli (Hrsg.), Didaktische Modelle und Unterrichtsplanung im Überblick, München, 1980

- **Korevic, Jasenka**

  Pflegestandards Altenpflege, Springer Verlag, 2003

- **Lauber, Anette (Hrsg.)**

  Interventionen- grundlegende menschliche Bedürfnisse, Band 3, Thieme Verlag, 2003

- **Pflege Aktuell**

  Das Essenreichen in der Pflege, 03/ 2000, S. 160- 162

- **Schewior-Popp, Susanne**

  Handlungsorientiertes Lehren und Lernen, Thieme Verlag, Stuttgart, 1998

- **Wittneben, Karin**

  Pflegekonzept in der Weiterbildung zur Pflegelehrkraft, P. Lang Verlag, Frankfurt/ Main, 1992

9.   Anhang

Essen und Trinken

I.   Sammlung an der Tafel

Bedeutung des Essens

- physiologisches Grundbedürfnis
- Essen als Genuss, psychologische und soziale Bedeutung
- gibt Tagesstruktur
- fördert soziales Miteinander
- Zeichen inneren Wohlbefindens
- Probleme schlagen auf den Magen
- Das Auge isst mit

II.   Arbeitsblatt 1

Definitionen

Orale Aufnahme von festen und flüssigen Bestandteilen, die zur Aufrechterhaltung aller Lebensvorgänge des Körpers benötigt werden. Dazu gehören z.B. Nährstoffe wie Kohlenhydrate, Eiweiß, Fett, Mineralien, Vitamine, Wasser, etc.

Das Verlangen nach Nahrung und Flüssigkeit ist eines der existenziellen Bedürfnisse und eine regelmäßig wiederkehrende Aktivität im Ablauf des täglichen Lebens. Die Nahrungs- und Flüssigkeitsaufnahme stellt nicht nur einen lebenswichtigen Vorgang (Hunger und Durst stillen) dar, sondern ist auch ein *wichtiger gesellschaftlicher und kommunikativer Ablauf*, der dem Wohlbefinden und der Zufriedenheit dient.

Hunger: Ist ein physiologisches Verlangen nach Nahrung, der unter Anderem durch Absinken des Blutzuckerspiegels entsteht und dem Körper zu verstehen gibt, dass er wieder Nährstoffe benötigt.

Durst: Reguliert den Wasserhaushalt im Körper. Das Durstgefühl wird beeinflusst von der Flüssigkeitsausscheidung, sowie Temperatur und Luftfeuchtigkeit.

Appetit: Basiert eher auf dem Gefühl der Lust auf das Essen. Die Lust wird durch optische Reize, Gerüche, die Umgebung und den emotionalen Zustand bestimmt. Appetit kann unabhängig von Hunger entstehen, es ist ein häufiges Problem Übergewichtiger.

Heißhunger: Ein ausgeprägtes Bedürfnis nach einem bestimmten Nahrungsmittel. Tritt in besonderen Lebenslagen, wie z.B. in der Schwangerschaft, nach einer Nahrungskarenz und bei bestimmten Stoffwechselerkrankungen (Diabetes Mellitus), auf. Der unstillbare Heißhunger auf Süßes kann auch eine Ersatzbefriedigung für mangelnde Zuwendung und Anerkennung sein.

Einflüsse des Essens auf die Biografie

Ernährung in der Jugend und im Alter
- Der Kalorienbedarf eines 70- Jährigen entspricht etwa 70% des Kalorienbedarfs eines 20- Jährigen.
- Der Bedarf an Kohlenhydraten und Fetten sinkt um 40- 50%
- Der Bedarf an Eiweiß, Vitaminen und Nährstoffen bleibt gleich.
- Frauen haben einen niedrigeren Energiebedarf als Männer, weil sie weniger Muskel- und mehr Fettgewebe haben. Im Alter gleicht sich der Bedarf an.
- Der Flüssigkeitsbedarf verändert sich nur unwesentlich, jedoch verringert sich im Alter das Durstgefühl.

Lebenswelt
- Männer waren die Ernährer, sie haben das Geld für das Essen verdient. Sich aber weniger um Essensauswahl und der Zubereitung gekümmert. Diese Aufgabe kam der Hausfrau zugute.
- *Tipp:* Von ehemaligen Hausfrauen kann man sich sehr viele Tricks und Kniffe bezüglich der Speisezubereitung zeigen lassen.
- Durch das Essen wurde Gemeinsamkeit erlebt. Alle bleiben am Tisch sitzen, bis fertig gegessen war. Deshalb ist im Altenheim das Essen im Zimmer keine Alternative.
- Durch den Krieg erfuhren die Menschen eine Zeit der Entbehrung, deshalb ist das Essen etwas Kostbares.
- Religiöse Aspekte wie etwa Fastenzeiten oder spezielle Einschränkungen (z.B. kein Schweinefleisch bei Muslimen) müssen beachtet werden.
- Eine Aktivierung kann in Form von Tisch decken oder Hilfe in der Küche angeboten werden.

III.   Folie wird mit Schülern ausgefüllt

Möglich Probleme im Alter

- Durstgefühl ist verringert
- Durch eingeschränkte Wahrnehmungsfunktionen können Speisen und Getränke nicht mehr so gut unterschieden werden.
- Diverse Erkrankungen und/oder Allergien machen eine Diät notwendig.
- Durch den Einzug ins Heim ist man vom Kostplan und den Essenszeiten der Küche abhängig.
- Geschmacksknospen reduzieren sich im Alter um ca. 65%.
- Zahnprothesen und Zahnprobleme erschweren die Essensaufnahme.
- Durch Verdauungsstörungen wie Sodbrennen, Völlegefühl, Obstipation, oder Diarrhö kann der Appetit und die Nährstoffaufnahme gestört werden.

- Die Verdauungssäfte verändern sich, so dass viele Nährstoffe nicht mehr ausreichend aufgenommen werden können.
- Verminderte Alkoholtoleranz durch eine abnehmende Leistungsfähigkeit der Leber.
- Funktionsminderung der Bauchspeicheldrüse => Diabetes Mellitus
- Schluckstörungen können die Nahrungsaufnahme erschweren.
- Beeinflussung der Nahrungsaufnahme durch negative emotionale Verfassung.
- Durch eine Demenz kann es zu erheblichen Störungen der Nahrungsaufnahme kommen, und/oder das Nachlassen der zerebralen Leistungsfähigkeit, wie z.B. durch die Demenz.
- Alte und kranke Menschen haben einen erhöhten Nährstoffbedarf.
- Störung der notwendigen Bewegungsabläufe, z.B. durch Tremor (Zittern).
- eingeschränkte Beweglichkeit und Kraft, z.B. durch Arthrose.
- neurogene Störungen des Schluckaktes, z.B. nach Schlaganfall.
- Störung der Kau- bzw. Schluckphase, z.B. durch Schmerzhafte Prozesse im Mund-Hals- oder Speiseröhrenbereich.

III. a   Tafelanschrieb

Pflegerische Ziele

Erhaltung oder Wiederherstellung der Autonomie des Essens und Trinkens des Heimbewohners.
Durch eine gute Beobachtungsgabe, erkennen und benennen vorhandener Fähigkeiten und bestehenden Problemen des Heimbewohners

Pflegerische Maßnahmen/Aufgaben

- Die mundgerechte Zubereitung der Nahrung.
- Die Aufnahme der Nahrung (Umgang mit Besteck, Esshilfen)
- Die Unterstützung bei der oralen Nahrungs- und Flüssigkeitsaufnahme
- Der Einsatz spezieller Hilfsmittel
- Das Anreichen der Nahrung

Ziele für die Pflegeplanung

- Angemessene Ernährung zur Deckung des Nahrungsbedarfs,

- gesunder Ernährungszustand,

- Erhalt bzw. Wiederherstellung eines guten Ernährungszustandes.

- Heimbewohner ist im Rahmen seiner Ressourcen bei der selbstständigen Nahrungsaufnahmeoptimal gefördert.

Essverhalten/ -gewohnheiten

- Essverhalten/ -gewohnheiten sind ein wichtiger Bestandteil der Sozialisation in der Familie.
- Essverhalten stabilisiert sich durch wiederkehrendes auftreten (zeitlich).
- Es ist individuell und situationsgebunden.
- Das Essverhalten ist mehr als nur eine Nahrungsaufnahme, es gehört zu dem wichtigen Teilen des psychosozialen Verhaltens eines Menschen, dazu gehört auch das individuelle psychosoziale Geschehen, das um das Essen herum geschieht.
- Essgewohnheiten sind regional, (Vorlieben/ Abneigungen), kulturell (koschere Kost, kein Schweinefleisch, etc.) bedingt.
- „Das Auge isst mit", d.h. ein angenehm gestalteter Speiseraum, ein schön gedeckter Tisch, appetitlich angerichtetes Essen etc. wirkt Appetitanregend.

Gestaltung der Umgebung   Erarbeitung mit Schülern + Tafelanschrieb

- Appetit anregen durch schönes Anrichten der Nahrung auf einer appetitlichen Unterlage.
- Beeinflussung des Appetits durch Geruch.
- Ruhige, angepasste Atmosphäre, dem Esstempo des Bewohners entsprechend.
- Kleine Getränke anbieten.
- Wenn möglich soll die Mahlzeit immer am Tisch eingenommen werden.
- Wohnliche Gestaltung des Speisesaals.
- Tagesstrukturierende Maßnahmen geben Sicherheit und Kontinuität.

Kostformen

Kostform	Merkmal	Indikation
Vollkost	Normale Kost mit normalen Kaloriengehalt	Pflegebedürftige, die alles essen können
Pürierte Kost	Alle feste Speisen sind klein gemahlen	Eingeschränktes Kauvermögen
Schonkost	- leicht verdaulich - nicht blähend - fettarm - ballaststoffarm - ohne scharfe Gewürze	- Verdauungsstörungen - Einschränkungen im Magen- Darm- Bereich
Wunschkost	Kost wird nach Wünschen der Pflegebedürftigen zusammengestellt	Schwerkranke Pflegebedürftige z.B. Tumorkranke
Reduktionskost	Reduzierter Kaloriengehalt, je nach individuellen Anforderungen	- behandlungsbedürftiges Übergewicht - Gewichtsreduzierung auf eigenen Wunsch
Kalorienreiche Kost	Kalorienreich und hochwertig	- Untergewicht - Kachexie - Tumorkranke
Aufbaukost	Aufbau: 1. schluckweise Tee 2. Tee und Zwieback 3. Schleimsuppe 4. passierte Kost 5. Schonkost	- nach Operationen im Magen- Darm- Bereich - nach langer Nahrungskarenz Steigerung je nach Verträglichkeit
Eiweiß- und elektrolytdefinierte Kost	Eiweiß- oder Salzgehalt ist z.B. reduziert	- einige Nieren- und Lebererkrankungen - Hypertonie - Ödeme
Diabetesdiät	Individuelle Anpassung der Kohlenhydratzufuhr	Diabetes Mellitus
Fettarme Kost	Fettarm	Fettstoffwechselstörung, z.B. erhöhter Cholesterinspiegel
Purinarme Kost	- wenig Fleisch und Fisch - keine Hülsenfrüchte, Spinat, Pilze - wenig Kaffee	Gicht
Sterile, keimarme Kost	- kein frisches Obst, Gemüse - nur gekochtes	Schwer abwehrgeschwächte Patienten, z.B. Transplantationen, HIV- Infizierte

Flüssigkeitsdefizit

Dehydration/ Exsikkose (Austrocknung)

Störung des Wasser- Elektrolyt- Haushaltes als Folge einer negativen Flüssigkeitsbilanz. Abnahme des Gesamtkörperwassers, ohne adäquaten Ersatz.
Ein Flüssigkeitsmangel kann zu schwerwiegenden Problemen führen, wie z.B., das Einfallen der Haut (Hautfalten beim „Kneifen" bleiben stehen und bilden sich nur langsam zurück),begünstigt Stuhlprobleme und Harnwegsinfekte, die Aktivität des Bewohners sinkt, die Konzentration lässt nach, dies bis zur kompletten oder teilweisen Einschränkung der Orientierung (zeitlich, örtlich, situativ, etc.) und/oder zur Verwirrung des Heimbewohners führen kann.
Um diesem entgegenzuwirken muss man dem Heimbewohner immer wieder etwas zu Trinken anbieten, evtl. eine Flüssigkeitsbilanz führen.

Flüssigkeitsbilanz

Erfassen aller Flüssigkeitsmengen in einem festgelegten Zeitraum, die dem Körper z.B. über Getränke oder Infusionen zugeführt (*Einfuhr*) und die vom Körper ausgeschieden werden (*Ausfuhr*), wie z.B. Urin, Stuhl, Erbrechen und Schweiß.

Die drei Formen der Dehydration

- *Hypotone Dehydration*:   Mit dem Wasserverlust geht ein hoher Verlust an Natrium-Ionen einher z.B. beim Schwitzen oder großflächigen Verbrennungen.
- *Isotone Dehydration:*   Verlust von Wasser und Natrium- Ionen ist ausgeglichen z.B. Erbrechen, Durchfall oder mangelnde Flüssigkeitszufuhr.
- *Hypertone Dehydration (Exsikose):* Reiner Wasserverlust ohne Natrium-Ionen, z.B. bei Diabetes Mellitus.

Einflussfaktoren

- Mangelndes Durstgefühl im Alter
- Selbstversorgungsdefizit bei der Ernährung
- Verwirrtheit
- Mangelndes Wissen über die Wichtigkeit der Flüssigkeitseinfuhr.
- Flüssigkeitsverlust durch:
    - Entwässernde Medikamente (Diuretika),
    - Durchfall (Diarrhoe),
    - Massives Erbrechen,
    - Abführmittel, die dem Körper Wasser entziehen,
    - Starkes Schwitzen z.B. Fieber,
    - Blutungen, große nässende Wunden,
    - Stoffwechselstörungen z.B. unbehandelter Diabetes Mellitus und
    - Mangelnde Wasserrückresorption in der Niere (Diabetes Insipidus)

Symptome:

- Extremer, plötzlicher Gewichtsverlust
- Konzentrierter Urin, verminderte Urinausscheidung
- Eventuell Durst
- Trockene Schleimhäute, z.B. rissige Zunge
- Mundgeruch
- Verminderte Venenfüllung
- Erhöhter, flacher Puls
- Niedriger Blutdruck
- Erhöhte Körpertemperatur
- Körperliche Schwäche
- Bewusstseinseintrübung
- Verwirrtheitszustände

Mögliche Folgen:

Oft kommt es aufgrund eines akuten Flüssigkeitsdefizits zu Krankenhauseinweisungen. Diese könnten durch adäquate Überwachung vermieden werden. Eine akute Dehydration ist ein Lebensbedrohlicher Zustand, der zum Tod führen kann; das Blut dickt ein, dadurch steigt die Thrombosegefahr. Durch chronischen Flüssigkeitsmangel kann es zu chronischen Schmerzen und Beschwerden kommen, wie z.B. Verdauungsbeschwerden, Obstipation, Herzbeschwerden, Schmerzen in den Beinen, Kopfschmerzen, etc.

Pflegerische Aufgaben

In erster Linie konzentriert sich die pflegerische Aufgabe auf die Vermeidung von Flüssigkeitsdefiziten.
Bei dem Verdacht auf ein Flüssigkeitsdefizit ist eine Flüssigkeitsbilanz zu führen. Ist eine orale Flüssigkeitszufuhr nicht möglich muss auf ärztlicher Anordnung Flüssigkeit entweder enteral über eine Sonde oder parenteral über einen intravenösen oder subkutanen Zugang zugeführt werden.

Ist die orale Flüssigkeitszufuhr möglich, so muss die Pflegekraft Reize schaffen um die Bewohner zum trinken anzuregen:

- Einfuhrprotokoll
- Getränkeauswahl anbieten
- Getränke in erreichbarer Nähe positionieren.
- Besser kleine Mengen und diese über den ganzen Tag verteilt anbieten.
- Mehrfach an das Trinken erinnern, das nicht nur zu den Mahlzeiten.
- Informieren des Bewohners über die Notwendigkeit des Trinkens
- Zusätzliche wasserhaltige Nahrungsmittel anbieten (z.B. Gurke, Tomate, Birne, Melone, Suppe, Brühe, etc.).

Handlungskette (Durchführung) Essen anreichen

Information

über Heimbewohner
des Heimbewohners

Lagerung

Mobilisation an Tisch/Speisesaal
90° Sitzposition im Bett
Nachttisch auf richtige Höhe

Vorbereitung

Material:
Individuelles Bereitlegen von Hilfsmitteln (z.B. rutschfeste Unterlage, Brett, Spezial-besteck, Trinkhilfen)
Serviette

Raum:
Auf Lüftung, Raumtemperatur, Zugluft des Speisesaals achten
Tischdekoration
Orientierungshilfen (Tischkarten, farbige Punkte, etc.)
Ruhige Atmosphäre schaffen, Störungen vermeiden

Bewohner:
Gewohnheiten der Heimbewohner vor der Nahrungsaufnahme beachten (z.B. Hände oder Gesicht waschen, Mund ausspülen, Gebet, etc.)
Toilettengang vor dem Essen
Sitz der Zahnprothese
Brille sauber?
Hörgerät?
Sitzplatzwünsche berücksichtigen

Pflegeperson:
Händedesinfektion
evtl. Schutzschürze
Zeitpunkt der Medikamenteneinnahme vor oder nach der Mahlzeit?

Durchführung

Richtige Kostform für richtigen Bewohner
Überprüfung der Temperatur der Speisen und Getränke
Essen appetitlich anrichten, gut sichtbar und erreichbar positionieren
z.B. Essen anrichten (Portionspackungen öffnen, Brötchen streichen, Fleisch in Mundgerechte Stücke zerkleinern) unmittelbar vor der Gabe und im Blickfeld des Bewohners
Teilweise oder vollständige Hilfestellung erfolgt in sitzender Position (gleiche Höhe) und seitlich des Bewohners (**Achtung**: Behinderung? Rechts- oder Linkshänder, Halbseitenlähmung?)
Hilfe zur Selbsthilfe (Autonomie des Bewohners wahren oder soweit wie möglich anstreben), z.B. Hand führen, Erklärung und wiederkehrende Übungen führt zu Vertrauen und Sicherheit im Umgang mit Besteck, etc.
Beobachten des Kau- und Schluckvorgangs
individueller Zeitbedarf des Heimbewohners berücksichtigen

Nachbereitung

Bedürfnisse nach der Mahlzeit berücksichtigen z.B., Gelegenheit zur Hände oder Gesichtspflege geben, Ruhepause, etc.
gebrauchte Materialien entsorgen, wie z.B. Schutzschürze
Mundpflege, Kontrolle der Zahnprothese und evtl. der Backentaschen auf Essensreste
Händedesinfektion

Dokumentation

Fähigkeiten, Ressourcen, Veränderungen bei der Nahrungsaufnahme
Besonderheiten wie z.B., Inappetenz, Husten, Würgen, Erbrechen
Aufgenommene Menge der Mahlzeit, Flüssigkeit

Handlungskette (Durchführung) Essen anreichen

Information

- über Heimbewohner
- des Heimbewohners

Lagerung

- Mobilisation an Tisch/Speisesaal
- 90° Sitzposition im Bett
- Nachttisch auf richtige Höhe

Vorbereitung

Material:

- Individuelles Bereitlegen von Hilfsmitteln (z.B. rutschfeste Unterlage, Brett, Spezialbesteck, Trinkhilfen)
- Serviette

Raum:

- Auf Lüftung, Raumtemperatur, Zugluft des Speisesaals achten Tischdekoration
- Orientierungshilfen (Tischkarten, farbige Punkte, etc.)
- Ruhige Atmosphäre schaffen, Störungen vermeiden

Bewohner:

- Gewohnheiten der Heimbewohner vor der Nahrungsaufnahme beachten (z.B. Hände oder Gesicht waschen, Mund ausspülen, Gebet, etc.)
- Toilettengang vor dem Essen
- Sitz der Zahnprothese
- Brille sauber?
- Hörgerät?
- Sitzplatzwünsche berücksichtigen

Pflegeperson:

- Händedesinfektion
- evtl. Schutzschürze
- Zeitpunkt der Medikamenteneinnahme vor oder nach der Mahlzeit?

Durchführung

- Richtige Kostform für richtigen Bewohner
- Überprüfung der Temperatur der Speisen und Getränke
- Essen appetitlich anrichten, gut sichtbar und erreichbar positionieren
  z.B. Essen anrichten (Portionspackungen öffnen, Brötchen streichen, Fleisch in Mundgerechte Stücke zerkleinern) unmittelbar vor der Gabe und im Blickfeld des Bewohners
- Teilweise oder vollständige Hilfestellung erfolgt in sitzender Position (gleiche Höhe) und seitlich des Bewohners (**Achtung**: Behinderung? Rechts- oder Linkshänder, Halbseitenlähmung?)
- Hilfe zur Selbsthilfe (Autonomie des Bewohners wahren oder soweit wie möglich anstreben), z.B. Hand führen, Erklärung und wiederkehrende Übungen führt zu Vertrauen und Sicherheit im Umgang mit Besteck, etc.
- Beobachten des Kau und Schluckvorgangs
- Individueller Zeitbedarf des Heimbewohners berücksichtigen

Nachbereitung

- Bedürfnisse nach der Mahlzeit berücksichtigen z.B., Gelegenheit zur Hände oder Gesichtspflege geben, Ruhepause, etc.
- Gebrauchte Materialien entsorgen, wie z.B. Schutzschürze
- Mundpflege, Kontrolle der Zahnprothese und evtl. der Backentaschen auf Essensreste
- Händedesinfektion

Dokumentation

- Fähigkeiten, Ressourcen, Veränderungen bei der Nahrungsaufnahme
- Besonderheiten wie z.B., Inappetenz, Husten, Würgen, Erbrechen
- Aufgenommene Menge der Mahlzeit, Flüssigkeit

Flüssigkeitsdefizit

Dehydration/ Exsikkose (Austrocknung)

Störung des Wasser- Elektrolyt- Haushaltes als Folge einer negativen Flüssigkeitsbilanz. Abnahme des Gesamtkörperwassers, ohne adäquaten Ersatz.

Ein Flüssigkeitsmangel kann zu schwerwiegenden Problemen führen, wie z.B., das Einfallen der Haut (Hautfalten beim „Kneifen" bleiben stehen und bilden sich nur langsam zurück),begünstigt Stuhlprobleme und Harnwegsinfekte, die Aktivität des Bewohners sinkt, die Konzentration lässt nach, dies bis zur kompletten oder teilweisen Einschränkung der Orientierung (zeitlich, örtlich, situativ, etc.) und/oder zur Verwirrung des Heimbewohners führen kann.

Um diesem entgegenzuwirken muss man dem Heimbewohner immer wieder etwas zu trinken anbieten, evtl. eine Flüssigkeitsbilanz führen.

Flüssigkeitsbilanz

Erfassen aller Flüssigkeitsmengen in einem festgelegten Zeitraum, die dem Körper z.B. über Getränke oder Infusionen zugeführt (*Einfuhr*) und die vom Körper ausgeschieden werden (*Ausfuhr*), wie z.B. Urin, Stuhl, Erbrechen und Schweiß.

Die drei Formen der Dehydration

-	*Hypotone Dehydration*:	Mit dem Wasserverlust geht ein hoher Verlust an Natrium- Ionen einher z.B. beim Schwitzen oder großflächigen Verbrennungen.
-	*Isotone Dehydration*:	Verlust von Wasser und Natrium- Ionen ist ausgeglichen z.B. Erbrechen, Durchfall oder mangelnde Flüssigkeitszufuhr.
-	*Hypertone Dehydration (Exsikose):* Reiner Wasserverlust ohne Natrium-Ionen, z.B. bei Diabetes Mellitus.

Einflussfaktoren

Anhang 5

(VII.   Arbeitsblatt + Folie)

Symptome:

Mögliche Folgen:

Oft kommt es aufgrund eines akuten Flüssigkeitsdefizits zu Krankenhauseinweisungen und könnten durch adäquate Überwachung vermieden werden. Eine akute Dehydration ist ein Lebensbedrohlicher Zustand, der zum Tod führen kann; das Blut dickt ein, dadurch steigt die Thrombosegefahr. Durch chronischen Flüssigkeitsmangel kann es zu chronischen Schmerzen und Beschwerden kommen, wie z.B. Verdauungsbeschwerden, Obstipation, Herzbeschwerden, Schmerzen in den Beinen, Kopfschmerzen, etc.

Pflegerische Aufgaben

In erster Linie konzentriert sich die pflegerische Aufgabe auf die Vermeidung von Flüssigkeitsdefiziten.
Bei dem Verdacht auf ein Flüssigkeitsdefizit ist eine Flüssigkeitsbilanz zu führen. Ist eine orale Flüssigkeitszufuhr nicht möglich muss auf ärztlicher Anordnung Flüssigkeit entweder enteral über eine Sonde oder parenteral über einen intravenösen oder subkutanen Zugang zugeführt werden.

Ist die orale Flüssigkeitszufuhr möglich, so muss die Pflegekraft Reize schaffen um die Bewohner zum Trinken anzuregen:

-     Einfuhrprotokoll
-     Getränkeauswahl anbieten
-     Getränke in erreichbarer Nähe positionieren.
-     Besser kleine Mengen und diese über den ganzen Tag verteilt anbieten.
-     Mehrfach an das Trinken erinnern, das nicht nur zu den Mahlzeiten.
-     Informieren des Bewohners über die Notwendigkeit des Trinkens
-     Zusätzliche wasserhaltige Nahrungsmittel anbieten (z.B. Gurke, Tomate, Birne, Melone, Suppe, Brühe, etc.).

Arbeitsauftrag 1

Pflegepersonal
Sie reichen einem blinden Bewohner das Essen

Sie stellen es ihm ohne große Worte hin und gehen weg.

Falls der Bewohner nach zwei Minuten nicht alleine zurechtkommt, treten Sie von hinten an ihn heran, fragen ihn warum er noch nicht angefangen hat (gerne auch etwas gereizt) und geben ihm Hilfestellung.

Arbeitsauftrag 1

Bewohner

Sie sind vollkommen blind. Ansonsten haben sie keine Einschränkungen.

Arbeitsauftrag 1

Beobachter

Es handelt sich um einen blinden Bewohner ohne weitere Einschränkungen. Beobachten Sie die Situation und notieren Sie sich die positiven wie auch negativen Aspekte, evtl. mit Verbesserungsvorschlägen.

Arbeitsauftrag 2

Pflegepersonal
Sie reichen einem stummen Bewohner das Essen

Sie stellen es ihm ohne große Worte hin und gehen weg.

Falls der Bewohner nach zwei Minuten nicht alleine zurechtkommt, treten Sie an ihn heran, fragen ihn warum er noch nicht angefangen hat und geben ihm Hilfestellung.

Arbeitsauftrag 2

Bewohner

Sie sind vollkommen stumm. Ansonsten haben sie keine Einschränkungen.
Das Essen ist Ihnen zu wenig gewürzt, Sie hätten gerne etwas Pfeffer, damit Sie anfangen können zu essen.

Arbeitsauftrag 2

Beobachter

Es handelt sich um einen stummen Bewohner ohne weitere Einschränkungen. Beobachten Sie die Situation und notieren Sie sich die positiven wie auch negativen Aspekte, evtl. mit Verbesserungsvorschlägen.

Pflegepersonal
Sie reichen einem dementen Bewohner das Essen

Sie stellen es ihm ohne große Worte hin und gehen weg.

Falls der Bewohner nach zwei Minuten nicht alleine zurechtkommt, treten Sie an ihn heran, fragen ihn warum er noch nicht angefangen hat und geben ihm Hilfestellung.

Arbeitsauftrag 3

Bewohner

Sie sind dement und wissen nicht, was Sie mit dem Essen anfangen sollen. Nach kurzer Zeit fassen Sie mit der ganzen Hand in das Essen und schmieren sich die Hand an der Serviette ab.

Arbeitsauftrag 3

Beobachter

Es handelt sich um einen dementen Bewohner.
Beobachten Sie die Situation und notieren Sie sich die positiven wie auch negativen Aspekte, evtl. mit Verbesserungsvorschlägen.

Pflegepersonal
Sie reichen einem hemiplegischen Bewohner das Essen

Sie stellen es ihm ohne große Worte hin und gehen weg.

Falls der Bewohner nach zwei Minuten nicht alleine zurechtkommt, treten Sie an ihn heran, fragen ihn warum er noch nicht angefangen hat und geben ihm Hilfestellung.

Arbeitsauftrag 4

Bewohner

Sie sind auf der rechten Seite gelähmt. Versuchen Sie das Gericht zu essen.

Arbeitsauftrag 4

Beobachter

Es handelt sich um einen halbseitig gelähmten Bewohner.
Beobachten Sie die Situation und notieren Sie sich die positiven wie auch negativen Aspekte, evtl. mit Verbesserungsvorschlägen.

Geplanter Unterrichtsverlauf tabellarisch   Anhang 7

Erster Tag, Donnerstag, 27.05. 2004, zwei Doppelstunden, 180 Minuten.

Zeit	Phase/ Schritt	Lehrverhalten	Schülerverhalten	Medien	Sozialformen/ Methoden
5 min.	Begrüßung, Vorstellen des Themas + Verlaufsplan	Gibt den Schülern Möglichkeit, Fragen zum Verlauf der Stunden zu stellen.	Hören zu, evtl. vereinzelte Fragen	Tafel	Kurzvortrag
20 min.	Karten austeilen mit der Frage: Was bedeutet Essen für mich oder bei der Arbeit im Pflegeheim.	Erklären der Arbeit, Beobachten der Klassendynamik, Stellt Arbeitsmittel (Stifte/ Karten) zur Verfügung.	Aufschreiben der Bedeutungen auf die Karten	Karten	Einzelarbeit
„	Präsentation der Begriffe	Wartet auf die Beiträge, Informationssammlung	Vorstellung der Begriffe (jeder Schüler) und Karte an Wand pinnen.	Karten an Wand	Schülervorträge
„	Auswertung der Begriffe	Ergänzen, betonen wichtiger Informationen onen Didaktische Reduktion, Gliederung	Hören zu, überfliegen evtl. nochmals die Begriffe, schreiben mit.	Tafel	Lehrerzentriert

49

Zeit	Phase/ Schritt	Lehrverhalten	Schülerverhalten	Medien	Sozialformen/ Methoden
20 min.	Probleme im Alter, Definitionen, Einflüsse auf Biografie	Stellt gezielte Fragen, teilt Arbeitsblatt aus, Erarbeitet und erläutert gemeinsam Definitionen, trägt Einflüsse vor	Bringen Beiträge, schreiben mit.	TL Projektor, Folie, Arbeitsblatt	Lehrer Schüler Gespräch, Lehrervortrag
20 min.	Pflegerische Ziele Aufgaben	Trägt vor, betont wichtige Informationen, beantwortet Fragen	Hören zu, machen sich Notizen, stellen Fragen	Tafel	Lehrer Schüler Gespräch
20 min.	Essverhalten -gewohnheiten	Trägt vor, Informiert, stellt Fragen und beantwortet Fragen	Hören zu, machen sich Notizen, stellen Fragen	Tafel	Lehrer Schüler Gespräch
10 min	Kostformen	Trägt vor, Informiert, stellt Fragen und beantwortet Fragen	Hören zu, machen sich Notizen, stellen Fragen	TL Projektor, Arbeitsblätter	Vortrag
15 min.	Wiederholen ggf. Erläutern der letzten Stunden	Gibt den Schülern Möglichkeiten, Fragen zu dem vorangegangenen Unterricht zu stellen	Ggf. Fragen zu den vorangegangenen Stunden, hören zu, machen sich ggf. Notizen	Ggf. Folien der letzten Stunden	Plenum

Zeit	Phase/ Schritt	Lehrverhalten	Schülerverhalten	Medien	Sozialformen/ Methoden
45 min.	Handlungskette Unterstützung bei der Nahrungsaufnahme	Erläutert Arbeitsauftrag, Zeitlimit setzen, verteilt Karten, gibt organisatorische Hilfe, betreut Kleingruppen, stellt Materialien zur Verfügung.	Negative Äußerungen bezüglich Gruppenarbeit, Probleme bei Gruppenbildung, lesen und stellen Fragen, Arbeit in Gruppen	Tafel	Gruppenarbeit
45 min	Zusammentragen der Gruppenarbeiten	Beenden der Gruppenarbeiten, fordert Gruppen auf, Beiträge vorzustellen, Auswertung der Gruppenarbeit, Arbeitsblatt austeilen	Stellen Ergebnisse vor, diskutieren und ergänzen, stellen Fragen	Flip- Chart, Pinnwand, Arbeitsblatt	Plenum

51

Zweiter Tag, Freitag, 28.05.2004, drei Doppelstunden, 270 Minuten.

Zeit	Phase/ Schritt	Lehrverhalten	Schülerverhalten	Medien	Sozialformen/ Methoden
10 min.	Begrüßung, Vorstellen des Verlaufsplans, ggf. Wiederholung	Gibt den Schülern Möglichkeit, Fragen zum Verlauf der Stunden zu stellen.	Hören zu, evtl. vereinzelte Fragen	Tafel	Kurzvortrag
40 min.	Flüssigkeitsdefizit, Definitionen, Formen der Dehydration, Einflussfaktoren	Teilt Arbeitsblatt aus, Trägt vor, betont wichtige Informationen, beantwortet Fragen	Hören zu, machen sich Notizen, stellen Fragen, ergänzen das Arbeitsblatt	Arbeitsblatt, TL Projektor	Lehrer Schüler Gespräch
40 min.	Symptome, Folgen, pflegerische Aufgaben	Trägt vor, Informiert, stellt Fragen und beantwortet Fragen	Hören zu, machen sich Notizen, stellen Fragen, ergänzen das Arbeitsblatt	Arbeitsblatt, TL Projektor	Lehrer Schüler Gespräch

Zeit	Phase/ Schritt	Lehrverhalten	Schülerverhalten	Medien	Sozialformen/ Methoden
135 min	In Gruppen Essen zubereiten und eingeben	Erläutert Arbeitsauftrag, Teilt Gruppen nach Zufallsprinzip ein, stellt Arbeitsmaterialien zur Verfügung, Teilt Gruppenspezifische Arbeitsaufträge aus, Unterstützt, gibt Hilfestellung, Videoaufnahme	Hören zu, machen sich Notizen, lesen Arbeitsauftrag, stellen Fragen, Negative Äußerungen bezüglich Gruppenarbeit, Arbeit in Gruppen	TL Projektor, Arbeitsaufträge, Videokamera	Gruppenarbeit
30 min.	Videoaufnahmen werden gezeigt, Auswertung dieser.	Gemeinsame Auswertung der Videoaufnahmen, gibt Tipps und Tricks beim Essen anreichen, lenkt Diskussion	Ggf. Fragen, hören zu, machen sich ggf. Notizen, diskutieren	TV- Video-Kombination	Plenum
15 min.	Reflexion der Gruppenarbeit, Verabschiedung	Gruppenarbeit, Mitarbeit wird reflektiert, Verabschiedung der Klasse, wünschen eines erfolgreichen Praxiseinsatzes	Hören zu, freuen sich auf das Wochenende		Lehrerzentriert

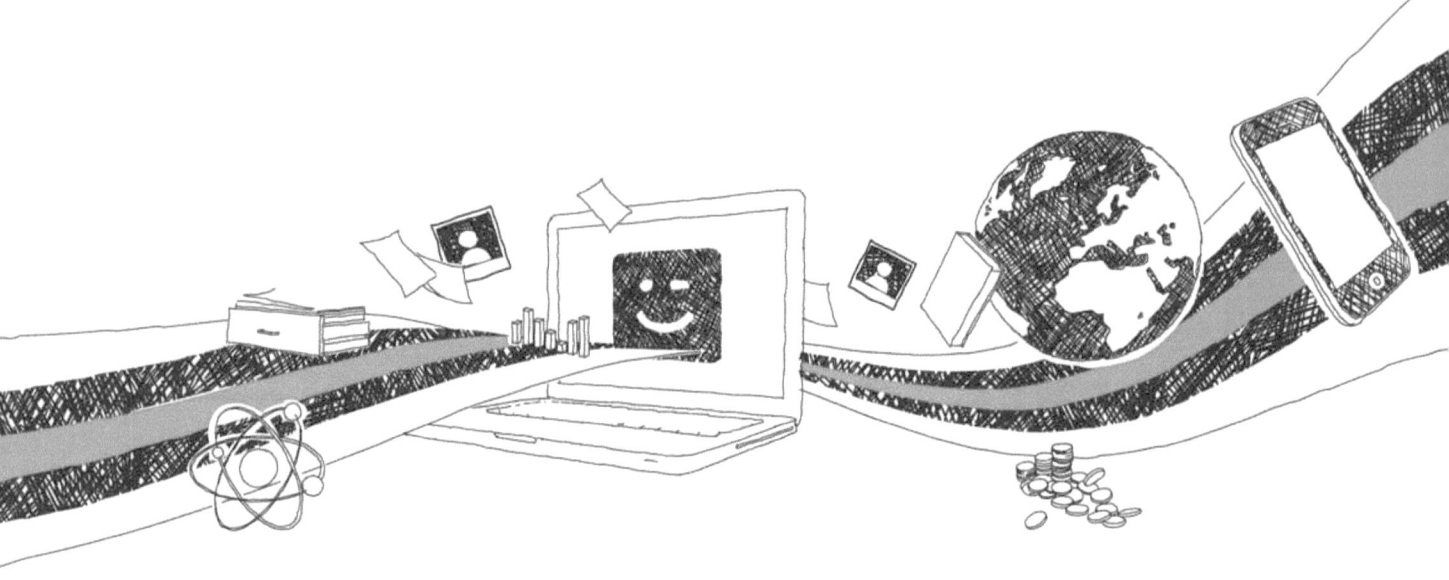
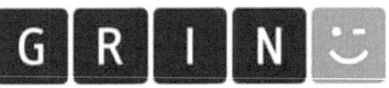